AF295830

LE MOYEN D'EMPÊCHER

que d'ici à quatre ou cinq ans

IL N'Y EUT PLUS AUCUN SCROFULEUX

NI AUCUN POITRINAIRE.

PARIS. — IMPRIMERIE D'A. SIROU, RUE DES NOYERS, 37.

LE MOYEN D'EMPÊCHER

QUE D'ICI A QUATRE OU CINQ ANS

IL N'Y EUT PLUS AUCUN SCROFULEUX

NI AUCUN POITRINAIRE,

ET

DE GUÉRIR TOUJOURS CES MALADES,

ou au moins d'enrayer constamment la marche de leur mal,

PAR

LÉON DUBERNARD,

Docteur en médecine, M^{er},

OUVRAGE ENTIÈREMENT A LA PORTÉE DES GENS DU MONDE

PARIS

CHEZ L'AUTEUR, BOULEVARD MONTMARTRE, 1;

ET CHEZ TOUS LES LIBRAIRES.

Mai 1848.

LE MOYEN

D'empêcher que d'ici à quatre ou cinq ans il n'y eût plusaucun scrofuleux ni aucun poitrinaire,

ET DE GUÉRIR TOUJOURS CES MALADES

ou au moins d'enrayer constamment la marche de leur mal.

***

Personne aujourd'hui ne met plus en question la curabilité des écrouelles : chacun connaît un trop grand nombre d'individus qui après avoir été scrofuleux dans leur enfance sont bien guéris. Personne ne révoque non plus en doute la curabilité de la phthisie : Laennec, Andral, Cruveilhier, attestent en effet avoir trouvé souvent dans les cadavres des traces de cicatrisations de tubercules (éruption qui constitue la phthisie). M. Prus dit en avoir trouvé souvent; M. Boudet aussi ; M. Rogée a publié, en 1839, en avoir trouvé cinquante-une fois sur cent, sur des sujets ouverts au hasard dans les hôpi-

1

taux et qui s'étaient guéris d'eux-mêmes. M. Beau rapporte que sur cent soixante femmes mortes dans son service à la Salpêtrière, cent cinquante-sept offraient des cicatrices dans le sommet de l'un ou de l'autre poumon, et que sur seize femmes de tout âge et non phtisiques, mortes à l'hôpital de la Charité, il a observé constamment des cicatrices pulmonaires,

Mais on ne sait encore ni d'où nous viennent ces maladies, ni comment les guérir, surtout la dernière.

FAITS APPRIS PAR L'OBSERVATION

RELATIVEMENT AUX ÉCROUELLES.

L'observation apprend en résumé ceci relativement aux écrouelles :

Cette maladie, qui se manifeste par un engorgement des glandes du cou, des aisselles, des clavicules ou des aines, et leur suppuration, attaque surtout les enfants.

Parmi les enfants : ceux qui naissent avec le tempérament lymphatique très-développé, qu'on nourrit de bouillies épaisses, de légumes, d'aliments grossiers, ou qu'on élève dans les lieux humides.

Parmi les adultes : ceux également qui sont d'un tempérament lymphatique, qui sont mal nourris ou qui habitent des lieux humides; les indigents qui dans les grandes villes demeurent

dans les rues étroites où ne pénètrent que rarement les rayons du soleil ; les prisonniers, les
montagnards nourris de lait, de beurre, de fromage, de farine de maïs, et respirant, durant
la majeure partie de la journée, un air chargé
de brouillards.

Parmi les animaux : ceux qui se trouvent
exactement sous l'influence des mêmes conditions organiques ou hygiéniques que les
hommes ; les sujets nés avec une constitution
lymphatique ; les herbivores qui paissent dans
des lieux marécageux ou qui couchent dans des
étables humides ; les volatiles qu'on renferme
dans des basses-cours froides et boueuses ; les
porcs qu'on tient dans des lieux étroits et sombres et qu'on nourrit de farineux et d'une
grande quantité d'eau ; jamais les animaux qui
jouissent de leur liberté, qui respirent un bon
air et usent ordinairement de bons aliments.

Les parents scrofuleux transmettent à leurs
enfants une disposition aux scrofules ; mais si
on place dès leur naissance ces enfants à la
campagne, si on leur donne de bonne heure
des substances animales, la maladie ne se développe pas.

On ne la guérit qu'à l'aide d'un bon air et
d'un bon régime, jamais avec les drogues seules
de la pharmacie, qui ne sont même presque
d'aucune utilité.

Quand elle guérit, on voit qu'un tempérament sanguin remplace le tempérament lymphatique.

Les scrofules ne sont pas contagieuses. On a
fait partager les mêmes repas, les mêmes amu-
sements, le même lit, à des enfants sains et à
des enfants scrofuleux; on a pris du pus provenant d'ulcères scrofuleux et on l'a inoculé à
des enfants sains ; les médecins ont fait l'expérience sur eux-mêmes, l'ont variée de mille ma-
nières sur les animaux, il n'en est jamais résulté rien qui eût le moindre rapport avec la
maladie scrofuleuse.

Les scrofuleux ont les voies digestives affaiblies, ce qu'indique l'odeur aigre de leur transpiration et de leur haleine.

Leur bile est moins colorée, moins amère
que chez les gens qui se portent bien, et semblable à celle des animaux nourris exclusivement de lait ou de farineux.

Leur foie est volumineux, pâle, comme celui de ces mêmes animaux.

Leur sang est appauvri, séreux et semblable
à celui des hydropiques ou des filles qui ont des
pâles couleurs.

Leurs os se consolident difficilement.

Ils n'ont que les apparences de l'embonpoint,

lors même qu'ils paraissent très robustes, un
boursouflement trompeur que quelques jours
de maladie ou de fatigue dissipent.

Notes à l'appui de ce premier fait. — Les écrouelles attaquent
surtout les enfants.

« Les scrofules sont, à généralement parler, une maladie de l'enfance. On a même cru pendant longtemps
qu'elles ne se développent que depuis l'âge de deux jusqu'à celui de quinze à vingt ans (FOURNIER, PESCAY et
BÉGIN, *Dict. des sc. méd.*, art. *Scrofule*, p. 295).
— Si on consulte les ouvrages du père de la médecine
et ceux des bons observateurs, on saura que la jeunesse
présente à cette affection une prédisposition marquée.
*Struma post annum quadragesimum secundum usque
ad sexagesimum tertium non fiant* (Hipp.). Si l'on in-
terroge l'observation journalière, on saura, de plus, que
les écrouelles se manifestent ordinairement dans les
cinq ou six premières années de la vie (LEPELLETIER ,
Traité complet sur les scrofules, p. 50).
—En consultant l'expérience pour fixer l'époque de
la vie la plus favorable au développement du vice scrofuleux, on voit que rarement l'existence de ce vice est
bien constatée avant la deuxième année, et qu'elle ne se
manifeste presque jamais pour la première fois après
l'âge de dix-huit à vingt ans. Ce n'est pas que les divers
accidents dus à l'action du vice scrofuleux ne sévissent
avec plus ou moins de force même au-delà de l'âge
adulte; mais, en suivant avec attention tous les phénomènes de la vie dans la triste victime de ce mal affreux,

il est facile de juger que chez l'adulte les effets du vice scrofuleux ne sont plus que les produits d'une cause opiniâtre et invétérée. Conséquemment les scrofules doivent être considérées comme une affection particulière à l'enfance (BAUMES, *Traité du vice scrofuleux,* p. 136).

— Cette maladie peut se développer à tous les âges : on voit des enfants d'un an à peine porter les caractères extérieurs de la scrofule ; par contre, on trouve quelques exemples de cette même maladie après cinquante ans ; mais la scrofule, à des époques si différentes de la vie, est une exception. Le plus ordinairement cette maladie commence à se manifester entre la première et la deuxième année. C'est de cinq à quinze ans que nous observons le plus de scrofuleux... Les adultes chez lesquels nous avons rencontré cette maladie l'avaient presque toujours contractée dans l'enfance (GUERSENT, *Dict. de méd.,* art. *Scrofule,* p. 206).

— Les écrouelles paraissent généralement dans une période particulière de la vie. Il est rare de les observer dans la première ou même dans la deuxième année ; elles surviennent communément depuis l'âge de deux ans, ou, comme quelques-uns le prétendent peut-être avec plus de raison, depuis trois ans jusqu'à sept ; cependant il arrive fréquemment que les écrouelles se manifestent plus tard. Il y a même des exemples qu'elles ont paru pour la première fois à toutes les périodes qui précèdent l'âge de puberté ; mais il est rare de les voir survenir passé ce temps (CULLEN, *Médecine pratique,* trad. franç., t. II, p. 329).

— Les scrofules ne sont pas pour l'ordinaire une maladie des deux premières époques de la première enfance ; rarement elles se manifestent avant l'âge de deux ans ; c'est depuis deux ans jusqu'à dix qu'on les voit communément s'annoncer (GARDIEN, *Malad. des enfants*, p. 463).

—C'est ordinairement dans l'enfance que se manifeste la disposition écrouelleuse... On voit des enfants âgés de trois mois offrir des signes de scrofules, de même qu'on en a observé chez des sujets qui avaient plus de cinquante ans ; mais ces cas-là se présentent rarement et ne doivent pas nous empêcher d'établir que la scrofule est une maladie plus commune de sept à vingt ans qu'à tout autre âge (*Compendium de médecine pratique*, art. *Scrofule*, p. 529).

—Les scrofules surviennent ordinairement depuis l'âge de trois ans jusqu'à sept ; cependant elles se manifestent aussi plus tard ; on les a même vues paraître à un âge très-avancé (PINEL, *Nosographie philosophique*, t. II, p. 379).

—La scrofule est une maladie qu'on peut observer à tous les âges. Cependant on la rencontre très-rarement chez les vieillards. C'est surtout chez les enfants qu'elle sévit (GRISOLLES, *Traité de path. interne*, t. II, p. 600).

—Elle paraît rarement avant l'âge de quatre à cinq ans, souvent vers la septième année ou la huitième, jamais après l'âge de puberté ou de vingt ans (FAURE, *Prix de l'académie de chirurgie*, t. III, p. 30). »

Notes à l'appui de ce second fait. — Parmi les enfants, elles exercent principalement leurs ravages sur ceux qui naissent avec le tempérament lymphatique très-développé, qu'on nourrit d'aliments grossiers, ou qu'on élève dans des lieux humides.

« On a remarqué que les enfants présentent d'autant

plus de dispositions aux scrofules qu'ils sont plus gras et plus muqueux (BAUMES, ouvr. cité, p. 158).

—Cette maladie attaque les constitutions faibles et délicates, soit rendues telles par des maladies antérieures, comme la petite vérole, la rougeole, la coqueluche, la dentition. Elle attaque principalement ceux dont l'habitude du corps est molle et flasque, dont la peau est douce et vermeille, chez lesquels on observe une légère bouffissure du visage et une apparence de langueur (GARDIEN, ouvr. cité, p. 464).

—Elle affecte communément les enfants dont l'habitude du corps est molle et flasque, qui ont de beaux cheveux et des yeux bleus ; au moins elle les affecte beaucoup plus fréquemment que ceux qui ont une complexion opposée. Elle attaque particulièrement ceux qui ont la peau douce et les joues vermeilles (CULLEN, ouvr. cité, p. 605).

—Cette maladie attaque plus souvent les enfants que les adultes ; parmi les premiers, ceux qui sont voraces et mal nourris en sont, toutes choses égales, plus souvent infectés (GOURSAUD, *Prix de l'académie de chirurgie*, t. III, p. 292).

—Lorsque les enfants sont mal nourris, lorsqu'ils sucent un lait corrompu, l'affection strumeuse se développe (ALIBERT, *Monographie des dermatoses*, t. II, p. 496).

—Cette maladie sévit surtout dans les lieux où plusieurs jeunes personnes vivent en commun, sont nourries de mets grossiers, mangent beaucoup de pain, sont vêtues malproprement, et surtout si ces jeunes gens sont renfermés et couchent dans des lieux humides (Fauré, ouvr. cité, p. 31).

— Une des circonstances qui sont le plus propres à produire ce funeste résultat, est l'habitude grossière et routinière de ces nourrices qui gorgent leurs enfants de bouillies épaisses, très-imparfaitement cuites, composées de substances indigestes, aigries, ou rancies par une longue exposition à l'air (*Dict. des sc. méd.*, art. cité, p. 289).

— Les farineux non fermentés dont le peuple de tous les pays se plaît à gorger les enfants, pour leur épargner la peine de la mastication, est une cause très-capable de hâter les évolutions scrofuleuses… Aussi, les médecins, instruits du danger qu'entraîne après soi cette manière défectueuse de nourrir les enfants, se sont-ils élevés avec zèle et depuis longtemps contre cet abus (Pujol, *Méd. pratiq.*, t. III, p. 56). »

Notes à l'appui de ce troisième fait. — Parmi les adultes, elles tourmentent également ceux qui, comme les enfants, sont d'un tempérament lymphatique, qui sont mal nourris ou qui habitent des lieux humides; les personnes qui, dans les grandes villes, demeurent dans les rues où ne pénètrent que rarement les rayons du soleil; les montagnards, les pauvres en général.

« Le tempérament lymphatique peut être considéré comme une des causes prédisposantes de la scrofule (*Compendium de méd., prat.*, art. cité, p. 529).

— Un fait incontestable, parcequ'il est évident, c'est que le tempérament lymphatique, porté à un plus haut degré, constitue la disposition la plus générale et la plus efficace au développement des écrouelles (*Dict. des sc. méd.*, art. cité, p. 327).

—Le tempérament lymphatique est, d'après l'observation des meilleurs praticiens, le plus exposé à la maladie qui nous occupe (LEPELLETIER, ouvrag. cité, p. 53).

—Elles attaquent plus particulièrement les personnes du tempérament lymphatique, celles qui habitent des lieux humides, qui sont mal nourries, qui mènent une vie indolente, ou qui se livrent à des affections morales, tristes (PINEL, ouvr. cité, p. 379).

—La maladie dont nous parlons se plaît dans les habitations des pauvres et dans les fabriques... Plus une ville est grande et peuplée, plus les rues sont étroites et les maisons élevées, et plus les scrofuleux y sont nombreux (HUFELAND, *Traité de la mal. scrof.*, p. 31).

—Dans nos grandes villes les quartiers bas, humides, resserrés, malpropres, où ne pénètrent que rarement les rayons du soleil, et dont les maisons étroites renferment un grand nombre d'individus, sont presque exclusivement peuplés de scrofuleux (*Dict. des sc. méd.*, art. cité, p. 286).

—J'ai observé que le plus grand nombre des scrofuleux, reçus à l'hôpital Saint-Louis, viennent des quartiers de la Halle ou de la Cité, ou du faubourg Saint-Marceau. Assemblage de rues basses et étroites, où les rayons du soleil ne pénètrent qu'avec peine, humides par le voisinage de la rivière qui les traverse, ces quartiers présentent, entassée dans des maisons mal construites, une population nombreuse, ouvrière, souvent plongée dans les excès d'une débauche crapuleuse, toujours expiée par les privations les plus pénibles et l'usage forcé d'une nourriture malsaine et peu abondante (RICHERAND, *Nosographie chirurg.* t. Ier, p. 435).

— Les villages des Pyrénées et ceux des Alpes abondent en scrofuleux. Ils sont très-communs dans le Gévaudan ; on en trouve un grand nombre dans le Dauphiné, le Vivarais, en Auvergne, dans les Cévennes, parties montagneuses du Languedoc (BAUMES, ouv. cité, p. 154).

— La plupart des auteurs pensent que les scrofules attaquent plus particulièrement ceux qui habitent les montagnes. On paraîtrait autorisé à penser ainsi avec Bordeu. En effet, on sait que les scrofules sont endémiques en France, dans l'Auvergne, le Dauphiné, le Vivarais, les Cévennes, le Gévaudan, pays montagneux ; dans la Suisse, en Italie, tout le long de la chaîne des Alpes ; en Espagne, dans les Pyrénées. Il ne peut rester aucun doute que ceux qui habitent les pays montagneux ne soient très-exposés aux scrofules (GARDIEN, ouvr. cité, p. 486).

— Cette maladie est très-populaire, passe rarement dans une autre classe de citoyens, et, si elle s'y montre quelquefois, y paraît rarement sous une forme aussi hideuse et sous un aspect aussi effrayant (LALOUETTE, *Traité des scrofules,* p. 3). »

Notes à l'appui de ce quatrième fait. — Parmi les animaux, elles attaquent ceux qui vivent absolument sous l'influence des mêmes conditions organiques ou hygiéniques que les hommes.

« Le tempérament éminemment lymphatique, inné ou acquis, est une des causes prédisposantes la plus puissante du scrofule (GELLÉ, *Pathologie bovine,* p. 316).

—Les influences extérieures susceptibles de déterminer cette maladie dans les animaux domestiques, sont le
séjour dans des localités marécageuses, mais surtout dans
des étables humides, froides, malpropres, remplies de
fumiers, encombrées d'animaux, sombres et mal aérées ;
toutes causes qui vicient l'air respiré, qui entravent,
suspendent la transpiration cutanée et la refoulent sur
les organes intérieurs... Les aliments grossiers, peu ali-
biles, réfractaires à la digestion, qui ne fournissent
qu'une petite quantité de matériaux à l'assimilation nutritive, détériorant la constitution des bestiaux en dé-
pouillant les liquides de leurs éléments réparateurs et
excitants, sont aussi des causes puissantes du scrofule
(*Idem*).

—Les chevaux les plus sujets à contracter le farcin
sont ceux destinés à certains services; ceux d'une constitution éminemment lymphatique. Ainsi, les chevaux
de halage, les chevaux lourds et massifs, qui ont de
longs poils aux jambes, qui habitent des lieux bas, humides, marécageux, sujets aux inondations, y sont plus
prédisposés que les autres (HURTEL D'ARBOVAL, *Dict. de
méd. vétérinaire*, art. *Farcin*, p. 11).

—Les volatiles de nos basses-cours et les porcs en-
graissés pour notre usage, renfermés dans des lieux
étroits, sombres et humides, nourris de mauvais fruits,
de lait aigre, de farineux presque exclusivement, se déco-
lorent, s'étiolent et deviennent véritablement scrofuleux,
s'ils demeurent assez longtemps sous les mêmes influences. Le sanglier vivant en liberté, se nourrissant
alternativement de substances végétales et de substances
animales, prenant beaucoup d'exercice et sous l'influence

des rayons solaires, n'est jamais affecté de ladrerie (Lepelletier, ouvr. cité, p. 48). »

Notes à l'appui de ce cinquième fait. — Les parents scrofuleux transmettent à leurs enfants une prédisposition à la maladie ; mais si on nourrit bien ces enfants, si on leur fait respirer un bon air, elle ne se développe pas.

« Les auteurs ne sont pas d'accord sur le mode de transmission de cette maladie des pères aux enfants. Si les parents atteints des scrofules engendrent des enfants chez lesquels cette maladie se développe, doit-on l'attribuer à ce qu'ils transmettent un virus à leurs enfants, ou bien seulement à ce qu'ils leur transmettent une constitution peu robuste qui les rend très-propres à la contracter lorsqu'ils sont soumis à l'action de diverses causes débilitantes. Cette dernière opinion me paraît la plus conforme à l'observation. Quoique les parents n'aient pas apporté en naissant une constitution scrofuleuse, s'ils sont vieux, infirmes, ils engendrent des enfants faibles et qui sont prédisposés à contracter cette maladie. Plusieurs faits semblent prouver que les enfants nés même de parents scrofuleux ne sont atteints des scrofules que quand on les laisse exposés à l'action de causes propres à produire la maladie. Le changement de climat et de régime empêche souvent le développement des scrofules (Gardien, ouvr. cité, p. 472).

— L'observation démontre que le développement des scrofules est presque toujours le résultat des circonstances au milieu desquelles les sujets sont placés, circonstances qui sont les mêmes que celles qui sévirent sur leurs parents. Transportez ailleurs les enfants nouveau-nés, que le climat soit favorable, que la demeure soit bien choisie, qu'ils soient bien vêtus, convenablement nourris ; que des exercices appropriés développent leurs forces ; et dès-lors un grand nombre d'entre ceux qui sont nés de parents scrofuleux ou valétudinaires jouiront d'une santé pleine de vigueur (*Dict. des sc. méd.*, art. cité, p. 290).

—Transportez-les ensuite dans des lieux bas et humides, que ces enfants soient mal nourris, toujours enfermés dans les salles ombragées de nos colléges, au milieu d'un air corrompu par des exhalations méphitiques et soustraits à l'influence salutaire qu'exerçaient sur eux l'air libre, la lumière solaire, la gymnastique, etc., et vous verrez bientôt reparaître tous les symptômes de la constitution scrofuleuse qui avait déjà disparu sous des influences opposées (SAT-DEYGALLIÈRES, *Nouvelle théorie de la maladie scrofuleuse*, p. 148).

—Maintenant cette prédisposition peut-elle, en certains cas, être héréditaire? Peut-elle être transmise des parents aux enfants? Oui, dans certains cas... Un mode particulier d'éducation peut toutefois retarder ou même arrêter tout développement ultérieur de la maladie (DUBOIS D'AMIENS, *Pathologie générale*, t. Ier, p. 549).

—Il est presque inutile de dire que les enfants n'apportent pas en naissant la maladie scrofuleuse, mais une prédisposition qui éclate plus ou moins promptement, et sous l'influence de certaines causes hygiéniques de natures très-diverses (*Compendium de méd. prat.*, art. cité, p. 527).

—Par rapport à l'hérédité, il n'en est pas de la maladie scrofuleuse comme de la syphilis. Celle-ci se développera inévitablement par cela seul qu'on sera né de parents infectés au moment de la fécondation, sans qu'il soit besoin d'aucune autre circonstance. Les écrouelles, au contraire, ne se manifesteront chez l'individu né de parents scrofuleux qu'autant qu'il aura été soumis à l'influence d'une autre cause (BAUDELOCQUE, *Études sur les causes, la nature et le traitement de la maladie scrofuleuse,* p. 11).

Notes à l'appui de ce sixième fait. — Il faut avoir seulement confiance dans l'hygiène pour le traitement de cette maladie : dans un air pur, l'exercice, une bonne nourriture, et très-peu dans la pharmacie.

« Il faut particulièrement compter sur l'emploi bien dirigé des influences hygiéniques dans la cure des scrofules (LEPELLETIER, ouv. cité, p. 486).

—C'est à la diététique à détruire les causes morbifiques, la première et la plus importante des indications curatives. Je dis la plus importante parce que la nature, secondée par un bon régime, se suffit souvent à elle-même dans la maladie scrofuleuse ; ou, du moins, l'hygiène seule en viendrait-elle plutôt à bout que la pharmacolologie abandonnée à ses propres ressources (HUFELAND, ouvr. cité, p. 137).

—Tous les médecins recommandables qui se sont le plus occupés des scrofules, et, en particulier, Kortum, Thompson, White, Portal, etc., sont unanimement d'avis que les moyens hygiéniques sont les plus importants et les plus efficaces ; que, sans ceux-ci, tous les autres sont presque insignifiants. Je suis tellement convaincu de cette vérité que, pour mon propre compte, je n'hésiterais pas à sacrifier tous les agents médicamenteux, sans exception, aux simples moyens tirés de l'hygiène. Parmi ces derniers se trouve, au premier rang, l'air pur et sec. Cet agent thérapeutique est un des plus puissants pour les scrofuleux comme pour beaucoup d'autres maladies chroniques. L'exercice et le mouvement ajoutent beaucoup à leur efficacité. Les scrofuleux qui guérissent le plus promptement et le plus sûrement sont ceux qu'on peut exercer à des travaux manuels en plein air, à la campagne. L'entassement des scrofuleux dans les hôpitaux, où on prétend les guérir, est en opposition directe avec le but très-louable de ces institutions. Pour remédier aux grands inconvénients du rapprochement de ces individus pendant la nuit, il faudrait pouvoir les placer en plein air pendant le jour, où on les occuperait, suivant l'état de leurs forces et de leur âge, à des exercices manuels, à des travaux de culture, à différents exercices gymnastiques. Les scrofuleux qui guérissent radicalement à l'hôpital Saint-Louis et à l'hôpital des Enfants sont ceux qui ne restent dans l'intérieur des salles que pour y coucher, qui sont employés à chauffer les bains, à porter différents fardeaux, à rendre des services dans la maison ; ceux, enfin, qui sont continuellement en action en plein air... Le genre d'alimentation qui convient aux scrofuleux est, en général, celui qui est le plus substantiel et le plus fortifiant. Les matières animales bouillies et rôties, le poisson, les œufs et le vin, doivent faire la base de leur nourriture. Il ne faut pas en exclure complétement, comme le font quelques praticiens, les légumes frais, herbacés, cuits, les salades même et les fruits bien mûrs. Ces végétaux, associés en proportion convenable aux substances animales, constituent pour eux le genre d'alimentation le plus salubre. Quant aux substances plus indigestes, comme les pâtisseries, les fécules, les légumes secs, qui dégagent beaucoup de gaz, et toutes les espèces de laitages, ils doivent être généralement proscrits; ce sont des aliments trop débilitants (GUERSENT, *Dict. de méd.*, art. cité, p. 234 et 235).

— Le malade doit habiter un lieu élevé, dont l'air soit pur, sec, un peu chaud, et très-riche en oxigène ; on aura soin que son linge de corps et de lit soit bien sec, et ses vêtements suffisants pour le garantir des impressions du froid et de l'humidité. Il doit se livrer à des exercices qui donnent de l'activité au corps, de la satisfaction à l'esprit, et qui ne fatiguent pas son attention; on aura soin d'écarter de lui tout sujet d'affliction. Les aliments seront choisis parmi les substances animales riches en matières nutritives et faciles à digérer, et les végétaux sucrés, amers et aromatiques ; mais on rejettera les aliments farineux non fermentés, les végétaux peu nourrissants et le laitage... Le traitement local de l'ulcère scrofuleux ne serait d'aucune utilité s'il était employé seul (BOYER, *Traité des Maladies chirurgic.*, t. II, p. 417).

— Le traitement de la maladie scrofuleuse est hygiénique et pharmaceutique. Le premier est le plus important, car il peut seul enrayer la maladie, et sans lui tous les autres moyens resteraient sans effet. Tout le monde est d'accord de conseiller aux scrofuleux un air pur et sec, une habitation bien aérée, exposée au soleil; un régime analeptique composé de viandes rôties et grillées, de légumes frais, herbacés, de bon vin. On

blâme généralement l'usage du lait, des légumes farineux, des pâtisseries (GRISOLLES, ouvr. cité, p. 602).

— Faure prétend avoir guéri un grand nombre de
scrofuleux à l'aide d'un bol dont il donne la composition.
Mais observons que l'exercice soutenu, les bons aliments, la plus exquise propreté, le bon vin, l'air
chaud et sec, étant des auxiliaires indispensables à
l'action de son spécifique, ces conditions ont été pres-
crites par tous les partisans des anti-scrofuleux; elles
seules, disent-ils, peuvent assurer le succès de leurs
médicaments. Nous en convenons, les spécifiques les
plus bizarres, les plus disparates, ont réussi lorsqu'on
les administrait sous les auspices des moyens accessoires
dont parle Faure. (*Diction. des sc. méd.*, art. cité,
p. 355). »

Notes à l'appui de ce septième fait. — Quand la maladie guérit,
on voit qu'un tempérament sanguin remplace le tempérament
lymphatique.

« Que l'on analyse la série de tous les moyens, soit
hygiéniques, soit médicinaux qui ont procuré, ou seuls,
ou réunis, des succès soutenus dans le traitement des
scrofules; que l'on observe les phénomènes précurseurs
du rétablissement de la santé dans cette maladie, et partout on reconnaîtrait qu'elle ne se dissipe qu'alors que
les élaborations rouges et que l'appareil sanguin ont
acquis ou recouvré leur prédominance sur le système
lymphatique, lequel a été replacé par les secours de
l'art dans une subordination d'action dont il ne s'était
écarté qu'aux dépens de l'organisme (FOURNIER et BÉGIN,
Diction. des sc. méd., art. cité, p, 357).

— Lorsque le mal cède, le sujet semble maigrir d'abord à raison de l'affaissement du tissu cellulaire; mais les forces musculaires qui augmentent incessamment, indiquent assez que cette maigreur est un signe salutaire. Les chairs deviennent plus fermes, la peau perd son blanc mat; se colore, elle s'applique avec plus de force sur les parties qu'elle recouvre; les saillies des muscles, des tendons, des ligaments se dessinent, les traits de la face deviennent plus apparents, plus prononcés; chez le jeune homme ils sont plus mâles, plus sévères; les yeux sont moins proéminents, moins humides; la couleur rouge disparaît du bord des paupières; le teint brunit, et il n'est pas rare de voir les cheveux, lorsqu'ils étaient blonds, prendre insensiblement une teinte plus foncée... Tout démontre qu'un tempérament sanguin, qu'on pourrait appeler artificiel ou acquis, est résulté des circonstances au milieu desquelles le sujet a été placé (*Idem*, p. 367).

— 1° Lorsque à la langueur générale de l'économie; 2° à l'apathie, à l'insouciance; 3° à l'amour du repos et du sommeil; 4° à la mélancolie; 5° à l'expression triste de la face; 6° à la décoloration, à la semi-transparence du système cutané; 7° à la bouffissure universelle; 8° à la flaccidité, à la mollesse, à l'étiolement des tissus, etc., auront succédé : 1° une activité générale répandue dans tout l'individu; 2° une grande énergie vitale; 3° l'amour de l'exercice et de la veille; 4° les passions gaies; 5° une expression faciale riante et vive; 6° une teinte rembrunie de la peau, ou du moins une coloration plus animée; 7° un embonpoint modéré; 8° une grande pureté des parties sous-cutanées, l'apparence de la force et de

la vie dans tous les systèmes, etc., etc... Toutes les
fois, dis-je, que des changements aussi favorables se
seront effectués chez un malade affecté de la constitution strumeuse, il peut se féliciter d'être aussi sain,
aussi bien organisé que s'il n'avait jamais été scrofuleux (LEPELLETIER, ouvr. cité, p. 259). »

Notes à l'appui de ce huitième fait. — Elles ne sont pas
contagieuses.

« On a longtemps regardé comme réelle cette opinion, que les écrouelles sont contagieuses..... Il est
maintenant démontré, autant que chose peut l'être, que
les écrivains qui ont cru à la contagion ont été trompés
par des apparences illusoires, et qu'ils ont pris pour le
résultat de la fréquentation des sujets écrouelleux ce
qui doit être attribué à l'habitation des lieux que nous
avons indiqués précédemment, et à l'influence des
causes morbifiques dont nous avons aussi fait mention.
MM. Pinel et Alibert ont placé dans la même salle, des
enfants sains à côté d'enfants scrofuleux, sans qu'il en
soit résulté aucune transmission de la maladie. M. Hallé,
dont l'exactitude et la sage réserve sont si connues,
avait déjà fait au faubourg Saint-Marceau des observations et des expériences semblables à celles qui ont
été recueillies à la Salpêtrière et à l'hôpital Saint-
Louis par les médecins qui viennent d'être cités. M. Richerand dit positivement que les enfants reçus à l'hôpital Saint-Louis se mêlent impunément avec les autres
malades, qu'ils partagent les récréations et les repas des
autres enfants, sans que ces cohabitations ni ces con-
tacts répétés aient jamais propagé la maladie. Hébréard

a vainement tenté d'inoculer le prétendu virus scrofuleux sur des chiens. Kortum, qui a rassemblé dans sa
savante monographie tout ce qui avait été dit avant
lui relativement à cette maladie, essaya inutilement de
la transmettre en frictionnant chaque jour le cou d'un
enfant avec le pus que fournissaient des ulcères scrofuleux. Enfin, M. Lepelletier, désirant constater l'exactitude de ces expériences, les a répétées dernièrement sur
des animaux. Il a fait avaler du pus provenant d'ulcères scrofuleux à des cochons d'inde; il en a injecté
dans les veines, et dans aucun cas il n'est parvenu à
déterminer le plus fugitif des phénomènes de l'affection
strumeuse. Il rapporte des inoculations vaccinales dans
lesquelles le virus vaccin était mêlé avec la suppuration
recueillie des ulcères scrofuleux, et jamais il n'a observé le plus léger dérangement dans la marche de la
vaccine. Enfin, M. Lepelletier, expérimentant sur lui-
même, s'est inoculé soit du pus des ulcères scrofuleux,
soit de la sérosité qui s'accumule sous l'épiderme après
l'application d'un vésicatoire sur des sujets affectés d'é-
crouelles, et il n'a jamais éprouvé aucun symptôme des
scrofules (*Diction. des sc. médic.*, art. cité, p. 291). »

— Mes confères et moi, à l'hôpital des Enfants, nous
n'avons jamais rien vu qui puisse nous faire supposer
aucune espèce de contagion de la scrofule. Il m'est arrivé aussi assez souvent de rencontrer dans une même
famille, des enfants scrofuleux jouant, mangeant et
couchant avec leurs frères et leurs sœurs qui étaient parfaitement sains; et ceux-ci, malgré cette communication
continuelle, conservaient une excellente santé (GUER-
SENT, *Diction. de méd.*; art. cité, p, 230).

— Le vulgaire regarde les scrofules comme contagieuses ; cette opinion me paraît démentie par l'observation qui apprend qu'elles ne se gagnent pas en soignant les individus qui en sont affectés, et que dans les hospices, les enfants sains et robustes communiquent impunément avec ceux qui sont scrofuleux (GARDIEN, ouvr. cité, p. 473).

—Nous croyons inutile d'entrer dans des détails pour prouver la non-contagion des scrofules. L'expérience, l'observation journalière, des essais répétés d'inoculation, ne permettent plus de conserver le moindre doute à cet égard (FABRE, *Diction. des diction. de médec. franç. et étrang.*, art. *Scrofule*, p. 183). »

Notes à l'appui de ces autres assertions. — Les voies digestives sont affaiblies chez les scrofuleux. Leur sang est séreux et semblable à celui des filles qui ont les pâles couleurs. Ils n'ont que les apparences de l'embonpoint. Leurs dents et leurs os ne se consolident que difficilement, etc.

« L'appareil digestif est frappé d'une inertie et d'une irrégularité remarquables (HUFELAND , ouvrage cité , p. 22).

— L'haleine des scrofuleux est habituellement aigre et fétide (*Diction. des sc. médic.*, art. cité, p. 282).

— Le sang des scrofuleux est réellement plus aqueux, plus glaireux, moins rutilant, moins vif, que celui des gens qui se portent bien ; il a, dit Bordeu , beaucoup de rapport avec le sang des filles qui ont les pâles couleurs, et quelque ressemblance avec le sang des hydropiques c'est-à-dire , qu'il est moins bien travaillé (BAUMES , ouvr. cité, p. 110).

— La sécrétion biliaire présente peu d'activité chez le plus grand nombre des sujets; le fluide auquel elle donne naissance est moins coloré, moins amer en un mot, moins élaboré que chez un individu sain. J'ai fait un assez grand nombre d'autopsies cadavériques sur des sujets morts évidemment scrofuleux, à l'hospice de la Salpêtrière, et j'ai dans presque tous les cas rencontré le foie plus pâle et moins consistant; la vésicule remplie d'une bile moins chargée de résine et de matière colorante jaune que dans l'état naturel. Bordeu avait déjà fait cette observation... Cet auteur ajouté qu'il a constamment rencontré des effets semblables sur les animaux exclusivement nourris de lait et de farineux pendant un temps suffisant (Lepelletier, ouvr. cité, p. 65).

— Le développement des dents, des os, des muscles, l'aptitude à courir et à parler, sont difficiles, tardifs, ou se succèdent d'une manière irrégulière (Hufeland, ouvr. cité, p. 88).

— L'embonpoint des scrofuleux n'est qu'apparent; quelques jours de maladie ou de fatigue le dissipent et réduisent des membres qui semblent robustes, à des formes grêles, indices de leur faiblesse (Richerand, ouvr. cité, p. 426).

— Quoique le travail de la menstruation commence prématurément chez les filles de ce tempérament, l'évacuation périodique ne s'établit que tard... Outre que la menstruation s'établit d'une manière pénible, le sang coule pour l'ordinaire en petite quantité, et n'est jamais bien assimilé (Gardien, ouvr. cité, p. 472).

Causes de cette Maladie d'après les Auteurs.

Hippocrate attribue l'origine de cette maladie à une pituite épaisse, surabondante, qui des diverses parties du corps afflue sur les glandes.

Galien, à une matière pituiteuse, froide, visqueuse, qui se dépose dans le tissu glanduleux.

Celse, à une concrétion sanguine et purulente.

André Vésale, à une humeur froide et mélancolique.

Ambroise Paré, à une altération particulière de la pituite qui devient grasse, gypseuse, gluante, et qui détermine la maladie lorsque l'humeur mélancolique vient à s'y mêler.

Marc-Aurèle Séverin, à une pituite limoneuse.

Duret, à une pituite putride et salée.

Richard Méad, à des humeurs âcres et salées.

Sanctorius, à une affluence perpétuelle de l'humeur excrémentitielle que filtrent les glandes.

Bordeu, à un état d'acidité particulière des fluides, à un levain scrofuleux.

Peyrilhe, à un principe acide qui coagule la lymphe.

Renard, à un épaississement de la lymphe.

De Haen, à une altération de la lymphe consécutive à la variole.

Charmetton, à un sel salé, plus ou moins fixe ou volatil et chargé de parties terrestres, acides ou acerbes, qui épaississent les humeurs et surtout les sucs lymphatiques.

Hufeland, à une acrimonie spécifique de la lymphe.

L'auteur qui en a traité dans la grande encyclopédie, à une lymphe épaissie, gélatineuse, déposée dans les vaisseaux de certaines glandes et dans le tissu folliculeux qui les avoisine.

Gamet, à une altération du fluide nerveux.

Portal et d'autres médecins, à une dégénération du virus syphilitique.

Baumes, à la présence et à l'aberration d'un acide phosphoreux ou phosphorique, réagissant sur les sucs albumineux qu'il tend à concréter et à dénaturer, en même temps que l'on voit s'affaiblir l'influence que la lumière et le calorique exercent sur les humeurs et sur les solides du corps vivant.

Sœmmering, au relâchement et à la dilatation passive des vaisseaux absorbants, d'où résulte la stagnation et l'altération des fluides lymphatiques.

Cabanis, à un surcroît d'activité des bouches absorbantes des vaissaux blancs, et en même temps à une atonie plus ou moins marquée dans le canal vasculaire lui-même.

Lepelletier, à une altération notable dans la nutrition, d'où résulte nécessairement un défaut d'élaboration vitale, d'animalisation, un véritable étiolement des tissus organiques.

Girtanner, à une augmentation dans l'irritabilité du système lymphatique.

Broussais, à une sub-irritation ou sub-inflammation des vaisseaux blancs.

Baudelocque, a une viciation de l'air.

Lugol, à l'hérédité.

Examen de ces idées

Je n'entreprendrai pas de réfuter toutes ces idées, cela deviendrait trop long; je ne dirai que quelques mots de celles qui ont joui de plus de crédit et d'après lesquelles il faudrait regarder les écrouelles comme la suite de la syphilis, de l'aberration de l'acide phosphorique, de l'inflammation des vaisseaux blancs ou de l'atonie de ces vaisseaux.

La maladie scrofuleuse a été connue de tout temps et la maladie syphilitique n'est connue que depuis la découverte du Nouveau-Monde. Le mercure guérit très-bien la syphilis et ne guérit pas les écrouelles; la syphilis se communique avec une extrême facilité et les écrouelles ne se communiquent pas. Sur vingt scrofuleux,

il n'y en a pas certainement un dans les campa-
gnes dont les parents aient été atteints de la syphilis ou qui lui-même en ait été atteint. Comment admettre que les écrouelles sont dues à
la syphilis ?

Il y a des chimistes qui n'ont pas trouvé du
tout d'acide phosphorique dans les humeurs
des scrofuleux. Il y en a qui ont soutenu que
c'est de l'acide oxalique qu'on y trouve et non
de l'acide phosphorique. D'autres, qu'on n'y
trouve ni l'un ni l'autre. On n'a pas enfin obtenu plus de succès des alcalis conseillés par
l'auteur que des autres substances pharmaceu-
tiques. Comment admettre que les écrouelles
sont dues à une aberration de l'acide phosphorique ?

L'observation de tous les jours dépose en faveur des traitements toniques dans cette maladie et contre les débilitants, contre les saignées et les sangsues ; ceux-même qui soutien-
nent qu'elle est l'effet d'une irritation ou d'une
inflammation sont obligés de convenir qu'on
ne la guérit qu'à l'aide d'un régime très-subs-
tantiel et du vin. Comment reconnaître alors
qu'elle est la suite d'une irritation ou d'une inflammation ?

Lors même qu'on parviendrait à prouver
qu'il y a faiblesse des vaisseaux lymphatiques
dans cette maladie et dilatation de leurs corps,

ne serait-il pas aussi naturel de penser que c'est le résultat du mal, que sa cause ? S'explique-t-on d'après aucune de ces idées les faits suivants : pourquoi les écrouelles sont en tout pays la maladie des enfants, pourquoi les montagnards et les pauvres y sont également si souvent sujets ?

Causes de cette maladie d'après l'auteur de cette brochure.

« Le plus grand obstacle à l'avancement des connaissances de l'homme est moins dans les choses mêmes que dans la manière dont il les considère, a dit Buffon. Quelque compliquée que soit la machine de son corps, elle est encore plus simple que ses idées. Il est moins difficile de voir la nature telle qu'elle est, que de la reconnaître telle qu'on nous la présente ; elle ne porte qu'un voile, nous lui donnons un masque, nous la couvrons de préjugés. »

Nous avons vu que cette maladie ne se développe jamais que sous l'influence d'un air humide ou d'une nourriture très-peu réparatrice, et qu'elle ne guérit jamais qu'à l'aide d'un bon air et d'un bon régime.

1° Nul doute que l'air et la nourriture modifient beaucoup notre constitution à la longue ; qu'en respirant un air sec et chaud et en usant souvent de substances animales, on acquiert beaucoup de sang, des muscles robustes, *un tempérament sanguin;* qu'en respirant, au contraire, un air humide et en se nourrissant de laitages et de végétaux, on acquiert peu de chair musculaire, beaucoup d'humeurs, *un tempérament lymphatique.*

2° Nul doute encore que sous l'influence de ce dernier régime, les voies digestives s'affaiblissent; il se développe des acides dans l'estomac; la bile et l'urine changent de nature et prennent tous les caractères de ces humeurs chez les herbivores.

3° Il n'est pas prouvé que les enfants soient élevés convenablement, en général, durant les premières années de leur existence. Il n'est pas prouvé, par exemple, qu'on dût les tenir longtemps à l'usage du lait seul après la naissance, encore moins jusqu'à la pousse de toutes les dents, comme le font pratiquer certains parents. Si on consulte l'organisation, les enfants ont un long tube digestif, plus long que celui de l'adulte en proportion; un grand foie, plus grand que celui de l'adulte également en proportion; beaucoup de salive, beaucoup de bile, tout ce qui caractérise les individus qui mangent beaucoup. Si on s'en tient à l'observation, on est presque toujours sûr d'apaiser leur cris en leur donnant des aliments. Pendant tout le temps où on ne leur donne que du lait, plusieurs éprouvent absolument les mêmes accidents que les adultes soumis à la diète lactée, des diarrhées ou des constipations opiniâtres ; des tranchées ou coliques, le gonflement des hypochondres, la lienterie, etc. Il n'y a aucune femme en état de nourrir un enfant avec du lait seul jusqu'à la pousse des dents, sans compromettre sa santé, comme l'ont avancé avec raison beaucoup de médecins. Les enfants nourris ainsi sont gélatineux, transparents, ont la blancheur de la cire, périssent presque tous scrofuleux. Buffon a dit : « Les enfants, dans la première année de leur âge, sont incapables de broyer les aliments, les dents leur manquent ; ils n'en ont encore que le germe enveloppé dans des gencives si molles que leur faible résistance ne ferait aucun effet sur des matières solides. On voit certaines nourrices, surtout dans le bas peuple, qui mâchent des aliments pour les faire avaler aux enfants ; avant de réfléchir sur cette pratique, écartons toute idée de dégoût, et soyons persuadés qu'à cet âge les enfants ne peuvent en avoir aucune impression ; en effet, ils ne sont pas moins avides de recevoir la nourriture de la bouche de la nourrice que de ses mamelles. Au contraire, il semble que la nature même ait introduit cet usage dans plusieurs pays fort éloignés les uns des autres ; il est en Italie, en Turquie, et dans presque toute l'Asie ; on le retrouve en Amérique, dans les Antilles, au Canada, etc. Je le crois fort utile aux enfants. » — Tout porte à croire qu'ils devraient être nourris ainsi ; car, de cette manière, chaque mère peut élever son enfant, il n'y en a plus qui soient trop jeunes ou trop âgées pour allaiter, qui n'aient pas assez de lait, qui aient un lait trop lymphatique ; tout rentre réellement dans l'ordre.

Il n'est pas prouvé non plus que, lorsqu'on juge à propos de donner aux enfants d'autres aliments que le lait de la mère, on dût les nourrir de bouillie, de soupe, de riz, de fécules enfin et de lait, comme on le fait partout ; ou les tenir même aux végétaux jusqu'à six ou sept ans, comme cela se pratique encore dans quelques familles riches. Tout porte à admettre, au contraire, qu'ils devraient être nourris principalement de viande ; la viande est, en effet, la nourriture des jeunes sujets parmi presque tous les animaux, même parmi beaucoup de ceux qui, à l'âge adulte, n'usent jamais de substances animales ; l'instinct prédomine chez les enfants, tous aiment beaucoup la viande. Les enfants sont, en venant au monde, remplis de fluides blancs, ont des muscles grèles, peu de sang, les os encore cartilagineux ; la viande leur donnerait du sang, des muscles, favoriserait

l'ossification qui, d'après l'étude de l'ostéo-
génie (manière dont se dévoloppent les os),
ne fait des progrès que tout autant que l'artère qui pénètre l'os est riche de sang. Autre
motif : les personnes qui, parmi nous, se nourrissent de laitages et de fécules sont très-sujettes
aux vers. Les montagnards nourris de la même
manière, également ; les malheureux nègres
nourris de manioc périssent en grand nombre
de maladies vermineuses. Les animaux herbivores ont toujours des vers par poignées dans
les intestins ; les animaux carnivores n'en ont
que bien rarement, ainsi que les hommes qui
usent souvent de substances animales. En nourrissant les enfants de viande, on les préserve-
rait des vers.

Si on a adopté cette manière de les nourrir,
en voici évidemment la raison :

L'effet des aliments sur les passions chez
l'homme fut observé dès la plus haute antiquité
par les philosophes et par les législateurs. Ils
se persuadèrent qu'avec des aliments doux,
tels que le lait, les fruits, ils inspireraient toutes
les vertus aux hommes ; que l'impression douce
de ces aliments souvent répétée sur le canal
intestinal se réfléchirait sur le moral. Pythagore n'imagina la métempsycose que d'après
ces idées. Ils employèrent toutes les richesses
de l'éloquence pour porter les hommes à se

nourrir de végétaux et les détourner de manger
de la viande.

Parcite, mortales, dapibus temerare nefandis
Corpora ; sunt fruges, sunt deducentia ramos
Pondere poma suo tumidæque in vitibus uvæ.
Sunt herbæ dulces, sunt quæ mitescere flammâ
Molirique queant. Nec vobis lacteus humor
Eripitur, nec mella thymi redolentia florem.
Prodiga divitias alimentaque mitia tellus
Suggerit, atque epulas sive cæde et sanguine præbet.
Carne feræ sedant jejunia nec tamen omnes....
Heu ! quantum scelus est in viscera viscera condi
Congestoque avidum pinguescere corpore corpus
Alteriusque animantem animantis vivere letho.
Scilicet in tantis opibus quas optima matrum
Terra parit, nil te nisi tristia mandere sævo
Vulnera dente juvat, ritusque referre cyclopum?...
Quid meruistis oves placidum pecus inque tuendos
Natum homines pleno quæ fertis in ubere nectar ?
Mollia quæ nobis vestras velamina lanas
Præbetis, vitaque magis quam morte juvatis !
Quid meruere boves, animal sine fraude, dolisque,
Innocuum, simplex, natum tolerare labores ?
Immemor est demùm nec frugum munere dignus
Qui potuit curvi demto modo pondere aratri
Ruricolam mactare suum, qui trita labore
Illa quibus toties durum renovaverat arvum,
Tot dederat messes, percussit colla securi.

(Ovide.)

« Tu me demandes pourquoi Pythagore s'abs-
tenait de manger de la chair de bêtes ; mais
moi, je te demande au contraire quel courage
d'homme eut le premier qui approcha de sa
bouche une chair meurtrie, qui brisa de sa

dent les os d'une bête expirante, qui fit servir devant lui des cadavres, et engloutit dans son estomac des membres qui, le moment d'auparavant, bêlaient, mugissaient, marchaient et voyaient? comment sa main put-elle enfoncer un fer dans le cœur d'un être sensible? comment ses yeux purent-ils supporter un meurtre? comment put-il voir saigner, écorcher, démembrer un pauvre animal sans défense; cuire la brebis qui lui léchait les mains. Les panthères et les lions que vous appelez féroces suivent leur instinct par force et tuent les autres animaux pour vivre... Vous ne les mangez pas, ces animaux carnassiers, vous les imitez; vous n'avez faim que des bêtes innocentes et douces qui ne font du mal à personne, qui s'attachent à vous, qui vous servent et que vous dévorez pour prix de leurs services. O meurtrier contre nature, si tu t'obstines à soutenir qu'elle t'a fait pour dévorer tes semblables, des êtres de chair et d'os, sensibles et vivants comme toi, étouffe donc l'horreur qu'elle t'inspire pour ces affreux repas; tue les animaux toi-même, je dis de tes propres mains, sans ferrements, sans coutelas; déchire-les avec tes ongles comme font les lions et les ours; mords ce bœuf et le mets en pièces, enfonce tes griffes dans sa peau; mange cet agneau tout vif, dévore ses chairs toutes chaudes, bois son âme

avec son sang ; tu frémis, tu n'oses sentir pal-
piter sous ta dent une chair vivante. Homme
pitoyable ! tu commences par tuer l'animal et
puis tu le manges comme pour le faire mourir
deux fois (PLUTARQUE et J. J. ROUSSEAU). »

*Des opinions morales sont devenues des règles
hygiéniques, pas autre chose.*

— Cette maladie qui attaque les enfants nourris partout de lait et de fécules; les montagnards,
nourris de la même manière; les pauvres, obligés de vivre à peu près des mêmes aliments; les
animaux gorgés de farineux et d'une grande
quantité d'eau, ou habitant des lieux humides,
à laquelle les individus du tempérament lymphatique sont plus sujets que les autres, de l'avis
de tous les auteurs; que l'on prévient chez les
enfants issus de parents scrofuleux, en leur
faisant respirer un air pur et en les nourrissant
de bonne heure de substances animales; que
l'on ne guérit qu'à l'aide d'un bon air et d'un
bon régime, en remplaçant le tempérament
lymphatique par un tempérament sanguin;
*n'est-elle pas tout simplement une dégénération de
la constitution qui survient quand on respire pendant trop longtemps un air humide ou lorsqu'on
se nourrit d'aliments trop peu réparateurs; un mode
de développement de ce tempérament qu'on nomme
lymphatique, ce tempérament exagéré, si on veut,
accident qui peut survenir chez tout le monde,*

*mais qui survient particulièrement chez les enfants
à cause de la manière dont on les nourrit ? »*

Nous allons examiner quelques exemples d'é-
crouelles dans les premières années de la vie.

Un enfant est allaité par une nourrice qui a
une grande quantité de lait, mais un lait séreux, peu nourrissant (très-propre, par conséquent, à faire développer le tempérament lymphatique), et cet enfant devient très-potelé. On
continue de le nourrir ainsi, il devient encore
plus joufflu. On le tient toujours à l'usage de ce
lait, les glandes du cou se gonflent, s'ulcèrent,
les écrouelles se déclarent. On supprime l'usage
de ce lait, on lui donne des jus de viande, des
bouillons très-restaurants, on lui fait respirer
un bon air ; il guérit. — Que s'est-il passé chez
cet enfant quand il est devenu scrofuleux ?
Nourri d'un aliment trop aqueux, contenant
très-peu de parties assimilables, n'est-il pas
devenu seulement peu à peu trop lymphatique ?
ne s'est-il pas à la longue trop chargé d'humeurs ?

Un enfant est nourri de gruau, de crême, de
riz, de bouillie, de soupe maigre (autres aliments
qui font développer le tempérament lymphatique), et, comme l'enfant précédent, il devient
d'abord très-gras, puis plus gras encore, ensuite scrofuleux. On le place à la campagne, on
lui donne des substances animales, quelque si-

rop amer ou du vin (des aliments qui font développer le tempérament sanguin); il guérit au
bout de plus ou moins de temps, selon que sa
maladie avait fait plus ou moins de progrès. —
Que s'est-il passé chez cet enfant quand il est
devenu scrofuleux? Gorgé d'aliments trop liquides, trop peu réparateurs, n'est-il pas devenu seulement à la longue très-lymphatique?
ne s'est-il pas chargé d'humeurs?

Un enfant qui se portait bien chez sa nourrice, à la campagne où il se livrait à l'exercice
au grand soleil (mais qui était encore rempli de
fluides blancs comme tous les enfants), est rendu
à sa mère qui demeure dans une rue humide de
la ville. Il paraît d'abord acquérir de l'embonpoint; mais au bout d'un certain temps ses
glandes s'engorgent, deviennent énormes, paraissent prêtes à s'ouvrir On le replace à la
campagne, on le nourrit bien, on lui donne
quelques purgatifs, on lui applique un exutoire,
il guérit sans même que ses glandes s'abcèdent.
— Que s'est-il passé chez cet enfant quand ses
glandes se sont engorgées?

Transpirant peu dans cet air humide, une
partie des liquides qui devaient être éliminés
par la peau, restant dans le corps et augmen-
tant la masse de ses humeurs, ne s'est-il pas seulement chargé d'un peu plus de fluides blancs?

Nous allons examiner quelques exemples

de cette même maladie chez les adultes.

Un homme est plongé dans un cachot obscur, où on le nourrit de mauvais pain, de légumes et d'eau, et au bout de quelques années il en sort avec des chairs flasques, le teint pâle, les glandes engorgées, tous les signes des scrofules.—Que s'est-il passé chez cet homme? Longtemps placé sous l'influence de toutes les conditions hygiéniques qui font développer le tempérament lymphatique, n'est-il pas devenu seulement plus lymphatique?

Un montagnard, qui n'avait jamais été atteint des écrouelles pendant qu'il habitait un plateau bien exposé au soleil, au sommet de la montagne, mais qui, nourri de laitages et de farine de maïs, était, comme tous les habitants du pays, chargé d'humeurs, étant venu se fixer dans une vallée humide, au pied de la même montagne, y devient scrofuleux.—Que s'est-il passé chez cet homme? n'est-il pas devenu seulement plus lymphatique?

Une femme d'un tempérament lymphatique, qui occupait un appartement bien exposé au midi, à l'étage supérieur d'une maison, en prend un autre, humide, au rez-de-chaussée, et voit bientôt ses glandes s'engorger. On la replace dans son premier appartement, on lui fait faire un peu d'exercice, on la nourrit bien, elle guérit.—Que s'est-il passé chez cette femme quand elle est devenue scrofuleuse?

— Ne s'explique-t-on pas d'après cette idée absolument tous les faits racontés par les auteurs touchant cette maladie? — pourquoi elle n'est jamais une affection locale, mais toujours une affection générale? — pourquoi les enfants y sont particulièrement sujets, et, parmi eux, ceux surtout qui naissent avec le tempérament lymphatique très-développé, qui sont mal nourris, qui habitent des lieux humides, qui ont éprouvé de longues maladies, qui sont issus de parents vieux ou infirmes, les enfants faibles enfin? — pourquoi parmi les adultes elles attaquent également les personnes du tempérament lymphatique, les femmes, les paysans, en géral mal nourris, les montagnards, ne vivant que de laitages et respirant presque toujours un air humide, les individus qui ont subi plusieurs traitements anti-syphilitiques? — pourquoi des femmes qui étaient bien guéries sont redevenues scrofuleuses après un allaitement très-prolongé, cela ayant fait prédominer de nouveau les fluides blancs? — pourquoi les nègres, les animaux des pays chauds, transportés dans nos climats plus humides, y deviennent scrofuleux? — pourquoi cette maladie ne se communique pas? — pourquoi les scrofuleux ont peu de chair musculaire, le sang aqueux, les aliments dont ils se nourrissent habituellement ne fournissant pas assez de parties assimilables ? — pourquoi ils sentent l'aigre, cette nourriture faisant aussi ordinairement développer des acides dans l'estomac ? — pourquoi l'urine et la bile ont chez eux les caractères de ces humeurs chez les animaux herbivores, etc., etc. — pourquoi pour délivrer les personnes de cette constitution du mal le plus léger en apparence, il faut leur faire subir un traitement général ?

— En nourrissant les enfants principalement de viande, ne les préserverait-on pas toujours de cette maladie; et comme il est rare qu'elle se développe pour la première fois à un autre âge, que cela n'arrivera pas une fois sur mille, ni peut-être sur dix mille, ne la bannirait-on pas ainsi facilement en peu d'années du nombre des maux ?

PHTHISIE.

La présence des tubercules au cou constitue la scrofule ; la présence des tubercules dans les poumons constitue la phthisie, d'après tous les auteurs modernes.

Les tubercules du cou se développent ordinairement à deux ou trois ans ; les tubercules du poumon également à deux ou trois ans.

On observe rarement des tubercules au cou avant cette seconde année ; on n'observe presque jamais non plus de tubercules dans les poumons avant cette seconde année.

Dans la scrofule, il y a des tubercules non-seulement au cou, mais encore dans les poumons, dans les intestins, dans le mésentère, un peu dans toutes les parties du corps ; à l'ouverture des phthisiques on trouve des tubercules non-seulement dans les poumons, mais encore au cou, dans les intestins, dans le mésentère, un peu dans chaque partie du corps.

La scrofule attaque particulièrement les enfants du tempérament lymphatique, les femmes ou les hommes de ce tempérament, est commune dans les grandes villes et dans les lieux bas et humides; la phthisie également.

Les habitants des pays chauds, les animaux des tropiques deviennent souvent scrofuleux dans nos climats humides; ils y deviennent aussi très-souvent phthisiques.

Les parents scrofuleux transmettent à leurs enfants une disposition à la scrofule sans leur transmettre cependant directement la maladie, puisque on ne trouve pas ordinairement des tubercules au cou chez les enfants au moment de la naissance; les parents phthisiques transmettent aussi à leurs enfants une disposition à leur mal, mais non pas le mal lui-même, puisqu'on ne trouve pas non plus des tubercules dans les poumons de ces enfants au moment de la naissance.

Les scrofuleux ont peu de chair musculaire, le système sanguin pauvre; les phthisiques aussi.

La scrofule ne se communique pas; la phthisie non plus.

Notes à l'appui de cette assertion. — La présence des tubercules dans les poumons constitue la phthisie, d'après tous les auteurs modernes, tout comme la présence des tubercules au cou constitue la scrofule.

« Les progrès de l'anatomie pathologique ont démontré jusqu'à l'évidence que la phthisie pulmonaire est due au développement, dans le poumon, d'une espèce particulière de production accidentelle, à laquelle les anatomistes modernes ont appliqué spécialement le nom de tubercule, donné autrefois en général à toute espèce de tumeur ou protubérance contre nature. Je pense qu'on ne doit admettre aucune autre espèce de phthisie pulmonaire (LAENNEC, *Auscultation médiate*, t. II, p. 12).

— Depuis Laennec les pathologistes pensent généralement qu'il n'y a qu'une seule espèce de phthisie, la phthisie tuberculeuse, et l'existence des tubercules dans les poumons est la cause et constitue le caractère propre de la phthisie (ANDRAL, *Cours de pathologie interne*, t. I, p. 425).

—On a pendant long-temps décrit sous le nom de phthisie pulmonaire la plupart des affections chroniques du poumon et même de la plèvre, tant que l'anatomie pathologique n'a pas eu appris que l'on confondait ainsi plusieurs affections différentes. Les travaux de Bayle, et surtout ceux de Broussais et de Laennec, ont successivement débrouillé ce chaos, et l'on s'accorde généralement aujourd'hui à réserver la dénomination de phthisie pulmonaire aux tubercules développés dans les poumons, et déterminant par leur présence la désorganisation de cet organe et la consomption de l'individu (ROCHE, SANSON et LENOIR, *Nouveaux éléments de pathologie médico-chirurgicale*, t. III, p. 39).

—Jusqu'à ces derniers temps, on avait entendu par le mot *phthisie* tout état de dépérissement, de consomption à quelque lésion qu'il se rattachât, et quel que fût le siége de cette lésion; on admettait même des phthisies sans lésion organique, et on les désignait sous le nom de phthisies nerveuses. Les phthisies de cause organique recevaient leur qualification particulière du siége qu'elles occupaient : ainsi on reconnaissait des phthisies laryngées, pulmonaires, intestinales, hépatiques, spléniques, rénales, la phthisie ou consomption dorsale, etc... Laennec ne conserva de ces espèces que la phthisie tuberculeuse, en y ajoutant, toutefois, la phthisie nerveuse et le catarrhe pulmonaire simulant la phthisie. J'ai été plus loin que Laennec. Considérant que l'existence de la phthisie nerveuse n'est rien moins que prouvée, et que s'il est vrai que le catarrhe pulmonaire puisse simuler la phthisie, il a néanmoins ses caractères propres, j'ai consacré le nom de phthisie à l'affection dont la présence des tubercules dans les poumons est la cause et le caractère essentiel (*Recherches anatom., pathol. sur la phthisie*, 1825). Aujourd'hui cette définition est généralement adoptée, et les autres affections comprises dans la classification de Bayle ayant reçu des noms différents, toute confusion a cessé dans cette partie de la pathologie des voies respiratoires (Louis, *Dictionn. de méd.*, t. XXIV, art. *Phthisie*, p. 300).

— Nous désignons, avec Laennec, sous le nom de phthisie pulmonaire la maladie déterminée par le développement dans les poumons d'un produit accidentel appelé tubercule (*Compendium de méd. prat.*, art. *Phthisie*, t. VI, p. 475).

— L'acception du mot *phthisie* a varié à différentes époques de la science. Les anciens s'en servaient pour désigner l'amaigrissement porté jusqu'à la consomption, quelle qu'en fût la cause organique ; seulement, en raison du siége ou de la nature de cette dernière, ils reconnaissaient des phthisies gastriques, hépatiques, dorsales, cancéreuses, scorbutiques, nerveuses, etc. Plus tard, ce fut uniquement au marasme déterminé par les altérations de l'appareil respiratoire, que l'on appliqua la dénomination de phthisie. C'est dans ce dernier sens que Bayle l'employa dans la description de ses espèces de phthisies pulmonaires qu'il a appelées tuberculeuses, granuleuses, cancéreuses, mélanées, calculeuses et ulcéreuses. Aujourd'hui, tous les pathologistes sont d'accord pour adopter l'opinion de Laennec, qui conseille de réserver exclusivement le nom de phthisie à la maladie caractérisée par la présence des tubercules dans le tissu pulmonaire (FABRE, *Dict. de méd. franç. et étrangère*, art. *Phthisie*, t. VI, p. 312).

— Il nous semble que si on admet des phthisies pulmonaires sans la présence des tubercules, on ne s'entendra plus en médecine sur cette maladie (MÉRAT, *Dict. des sc. médic.*, t. XLII, art. *Phthisie*, p. 19).

Notes à l'appui de cette deuxième assertion. — Ces tubercules se développent ordinairement dans les premières années de la vie, comme ceux du cou.

« Dans la première année de la vie, les tubercules sont rares. Dans la deuxième année, ils le sont un peu moins ; mais après la deuxième année ils augmentent de fréquence d'année en année, jusqu'à neuf et onze ans (ANDRAL, *Cours de pathologie interne*, t. I, p. 455).

— M. F. Boudet a communiqué à l'Académie des sciences le résultat de ses recherches sur les tubercules pulmonaires. Ce médecin ayant ouvert un grand nombre d'enfants, d'adultes et de vieillards qui avaient succombé aux maladies les plus diverses, a constaté qu'on rencontrait des tubercules dans les poumons une fois sur cinquante-sept, chez les enfants d'un jour à deux ans; trente-trois fois sur quarante-cinq, de deux à quinze ans; cent seize fois sur cent trente-cinq, de quinze à soixante-seize ans (*Journal de médecine et de chirurgie pratiques*, t. XIV, p. 84, février 1843).

— Il résulte des recherches faites à l'hôpital des enfants, par M. Lombard, que l'on trouve des tubercules chez un huitième des enfants qui meurent de un à deux ans; chez deux cinquièmes de ceux qui meurent de deux à trois ans; chez quatre cinquièmes de ceux qui meurent de quatre à cinq ans.

—Suivant M. Papavoine, ancien interne du même hôpital, à partir de la quatrième année jusqu'à seize ans, le nombre des enfants tuberculeux est plus grand que celui des enfants qui ne le sont pas. Les tubercules sont surtout fréquents de quatre à sept ans. Ces données résultent de recherches faites sur neuf cent vingt enfants (trois cent quatre-vingt-huit garçons et cinq cent trente-deux filles) âgés de deux à quinze ans, et dont cinq cent trente-huit offraient des tubercules (*Journal des progrès des sc. et inst. méd.*, t. XI, 1830, et *Revue médicale*, juin 1830). »

Notes à l'appui de cette troisième assertion. — Elle sévit absolument dans les mêmes lieux que la scrofule, soit sur les hommes, soit sur les animaux.

« La phthisie pulmonaire est très-fréquente dans la plupart des capitales, des grandes villes, et surtout à

Londres, où elle emporte le tiers des habitants ; à Paris, où elle en enlève le cinquième, ou même le quart ; à Philadelphie, où elle en fait périr le sixième (*Compend. de méd.*, art. cité, p. 533).

— Le froid humide, une alimentation insuffisante ou de mauvaise qualité, la respiration habituelle d'un air vicié, le défaut de lumière, le manque d'exercice au grand air, la réclusion, la masturbation, les excès vénériens, l'allaitement prolongé chez une femme faible ; en un mot, tout ce qui appauvrit le sang de globules rouges, diminue ses qualités excitantes, et modifie d'une manière vicieuse la nutrition des organes, soit en altérant l'hématose, soit en fournissant à ce liquide de mauvais matériaux pour réparer ses pertes journalières, soit en l'épuisant par des sécrétions excessives, sont les causes les plus ordinaires et les plus puissantes de la phthisie pulmonaire (ROCHE, SANSON et LENOIR, ouvr. cité, p. 40).

— Le tempérament lymphatique prédispose à contracter des tubercules pulmonaires, ainsi que tend à le prouver leur plus grande fréquence chez les enfants et les femmes, chez lesquels ce tempérament prédomine, et chez les sujets blonds et possédant ce tempérament (*Idem*).

— Relativement au sexe, les faits sont positifs : les femmes sont plus sujettes à la phthisie que les hommes. Non-seulement on peut s'en convaincre en comparant le nombre des individus des deux sexes qui succombent à cette maladie, mais encore en recherchant la proportion des femmes et des hommes qui présentent des tubercules dans les poumons, après avoir succombé à toute autre affection. C'est aussi chez le sexe féminin qu'on trouve le plus grand nombre de phthisies rapides. — On regarde comme plus particulièrement voués à la phthisie les individus dont la constitution est délicate, qui ont la poitrine étroite, et qui présentent une rougeur vive et circonscrite des pommettes ; mais ces assertions ne sont basées sur aucun relevé de faits bien positifs. Les sujets scrofuleux paraissent plus prédisposés que les autres à cette affection. — Les climats froids et humides, l'habitation des lieux bas et mal aérés, sont regardés comme très-propres au développement de la phthisie ; il en est de même du passage d'un pays chaud dans un pays froid, et surtout dans un pays froid et humide. On a cité comme exemple la production si fréquente des tubercules chez les animaux qu'on a transportés des régions équatoriales dans nos régions tempérées (Louis, *Dict. de méd.*, art. *Phthisie*, p. 361-362).

— Tous les auteurs s'accordent à dire que la phthisie pulmonaire est plus fréquente chez les femmes que chez les hommes, et cette opinion est démontrée par la statistique, qui a fourni cinq mille cinq cent quatre-vingt-neuf femmes et trois mille neuf cent soixante hommes, sur neuf mille cinq cent quarante-neuf cas de phthisie. De plus, on a observé que les hommes les plus exposés à cette maladie sont ceux dont la constitution se rapproche le plus de celle qui est propre au sexe féminin (Fabre, *loc. cit.*, p. 327).

— Il est certain que le tempérament lymphatique prédispose puissamment aux tubercules pulmonaires. On les voit surtout survenir chez les individus qui ont eu des scrofules dans leur enfance, ou qui sont encore sous l'influence d'une affection strumeuse. On peut dire d'une manière générale que la phthisie attaque fréquemment les personnes à peau blanche et fine, à cheveux châtains ou blonds, dont les membres sont grêles, et qui ont habituellement les pommettes colorées d'une rougeur vive et circonscrite ; de même que celles dont la poitrine est étroite, allongée et déprimée sous les clavicules, et qui ont les omoplates saillantes et écartées en forme d'ailes (*Idem*).

— Une observation généralement notée, c'est que les individus qui passent d'un pays dans un autre dont la température est plus basse, sont très-exposés à la phthisie. Ainsi Broussais vit les mêmes régiments français fournir un plus grand nombre de phthisiques en Hollande qu'en Espagne et qu'en Italie. Le docteur Clot-Bey nous apprend qu'en Egypte, où les tubercules sont très-rares, on les voit cependant se développer souvent chez les nègres du Sennaar, pour lesquels il existe une différence très-sensible entre la température du nord de l'Afrique et celle de la brûlante Nubie. D'un autre côté, il arrive que des hommes évidemment prédisposés à la phthisie sont parvenus à s'en garantir par l'habitation de contrées plus chaudes que celle à laquelle ils avaient été soumis (FABRE, *loc. cit.*, p. 338).

— L'humidité, surtout quand elle est unie au froid, est une cause qui favorise puissamment l'évolution des tubercules (*Idem*). — La respiration habituelle d'un air impur ou non renouvelé paraît exercer une grande influence sur le développement de la phthisie ; c'est généralement à cette cause qu'il faut rapporter la fréquence très-grande de cette maladie chez les portiers qui de-

meurent dans des lieux étroits et sans air ; chez les ou-
vriers qui sont réunis et comme entassés dans les ate-
liers ; enfin, chez tous les individus qui, par leur
position ou leur profession, sont exposés à l'action d'un
air insuffisamment renouvelé. On peut appliquer à la
phthisie pulmonaire toutes les preuves que M. Baudelocque a apportées pour démontrer le mode d'action de
cette cause sur la production de la maladie scrofuleuse.

— Il paraît incontestable qu'une alimentation insuffisante ou de mauvaise nature est une condition pré-
disposante des tubercules pulmonaires ; beaucoup d'individus n'en ont été atteints qu'après avoir été soumis à
cette cause pendant un temps plus ou moins long. La
nourriture végétale a surtout été notée comme exerçant
une influence spéciale, et cette opinion a été confirmée par la fréquence relative de la phthisie, beaucoup plus grande chez les herbivores que chez les carnivores (*Idem*).

— La réclusion, et le défaut d'exercice qui en est la
première conséquence, paraissent avoir chez les animaux la même influence tuberculifère que sur l'homme.
On a trouvé des tubercules chez beaucoup d'oiseaux de
volière, et chez la plupart des animaux morts à la mé-
nagerie du roi, particulièrement chez les singes. Bon
nombre de ces lapins qu'on élève dans des tonneaux ont
des tubercules, et presque toutes les vaches des nour-
risseurs de Paris sont phthisiques. Chez ces derniers animaux, il est vrai que l'influence de l'alimentation est
peut-être aussi forte que celle de la réclusion ; du moins
est-il à présumer qu'un usage habituel de fourrages de
mauvaise qualité doit avoir sur leur santé une influence

délétère bien forte. **M. Dupuy a** remarqué que les chevaux nourris dans des pâturages humides et ombragés
étaient beaucoup plus sujets que les autres à la morve
et aux autres variétés de l'affection tuberculeuse (M. LAEN-
NEC, *Notes à l'ouvrage de T. Laennec*, p. 175). —
Les fièvres continues et intermittentes graves paraissent
être assez souvent des occasions favorables au développement des tubercules (p. 177). — Cette maladie est
fort commune chez les enfants du peuple, ainsi qu'on
peut s'en assurer à l'hôpital des Enfants de Paris (*Idem*
p. 184). »

Notes à l'appui de cette quatrième assertion. — Comme chez le
scrofuleux, il y a chez les phthisiques des tubercules dans
toutes les parties du corps.

« Il n'est peut-être aucun organe qui soit exempt du
développement des tubercules, et où l'on n'en rencontre
quelquefois chez les phthisiques. J'indiquerai ici ceux
dans lesquels j'en ai trouvé, et à peu près dans l'ordre
de la fréquence des tubercules dans chacun d'eux : les
glandes bronchiques et médiastines, les glandes cervi-
cales, les glandes mésentériques, celles de toutes les autres parties du corps, le foie... la prostate... la surface
du péritoine et des plèvres... l'épididyme, le conduit
déférent, les testicules, la rate, le cœur, la matrice, le
cerveau et le cervelet, l'épaisseur des os du crâne, le
corps des vertèbres, ou l'intervalle de leurs appareils
ligamenteux, et de ces os eux-mêmes ; l'épaisseur des
côtes, tous les autres os, où ils forment quelquefois des
masses volumineuses, confondues par les anciens chirur
giens avec d'autres productions accidentelles sous le nom

d'osteo-sarcome ; enfin, dans quelques tumeurs de l'espèce de celles que l'on confond ordinairement sous le
nom de squirrhe ou de cancer, la matière tuberculeuse
se trouve réunie par mélange intime, ou séparée en masses isolées et très-distinctes, au milieu d'une ou de plusieurs autres sortes de productions accidentelles. — Les
tubercules se développent plus rarement dans les muscles
du mouvement volontaire que dans aucune autre partie.
Le cas le plus remarquable de ce genre que j'aie vu, est
un phthisique qui présentait des tubercules presque dans
tous le organes que je viens de nommer, et chez lequel,
en outre, les uretères, dilatés de manière à pouvoir recevoir le pouce, étaient tapissés intérieurement d'une
couche de matière tuberculeuse très-adhérente, et qui
paraissait être le produit de la transformation de leur
membrane interne en tubercules. L'extrémité inférieure
d'un des muscles sternomastoïdiens était également
transformée en matière tuberculeuse ferme et consis-
tante. La forme des faisceaux musculaires était encore
conservée dans les parties les plus transformées ; dans
celles qui l'étaient moins et qui se confondaient, par une
gradation insensible, avec la partie saine du muscle, la
matière tuberculeuse était à l'état gris et demi-transpa-
rente. Cet homme, dont j'avais suivi la maladie, ne
s'était jamais plaint de douleur au cou ; il éprouvait seulement quelque difficulté à mouvoir cette partie, dont
toutes les glandes lymphatiques étaient, d'ailleurs, plei-
nes de tubercules et très-volumineuses. — Quelquefois,
mais très-rarement, la production des tubercules commence dans les organes que nous venons de nommer, et
surtout dans les membranes muqueuses, intestinales, où

les glandes lymphatiques, et le développement des tube
cules dans le poumon, est le produit d'une éruption secondaire (LAENNEC, ouv. cité, p. 56 et 57).

—L'existence simultanée des tubercules dans les différents organes s'observe bien plus fréquemment dans
l'enfance qu'à aucune autre époque de la vie. Dans un
assez grand nombre de cadavres d'adultes, les poumons
seuls contiennent des traces de ces produits accidentels.
Chez d'autres on en rencontre en même temps dans
l'épaisseur des parois intestinales, dont ils soulèvent la
membrane muqueuse ; les autres organes sont le plus
souvent épargnés. Chez les enfants, au contraire, rien
n'est plus ordinaire que de trouver des tubercules développés à la fois dans un grand nombre d'organes. C'est
chez eux surtout que la dégénération tuberculeuse des
ganglions lymphatiques se montre comme une affection
très-commune. En outre, il est des organes dans lesquels
la formation des tubercules est très-rare chez l'adulte,
et beaucoup plus ordinaire chez l'enfant. Tel est, en particulier, l'encéphale. Les recherches des modernes ont
appris que beaucoup d'affections cérébrales de l'enfance,
soit aiguës, soit chroniques, dépendent de la présence de
tubercules dans l'encéphale ou dans les membranes
qui l'enveloppent (ANDRAL, *Ouv. de Laennec*, p. 54.
Notes).

— M. Louis a déduit de ses observations que, lorsqu'on
trouve chez les adultes des tubercules dans un organe
quelconque qui n'est pas le poumon, on en rencontre en
même temps dans ce dernier. Cette sorte de loi pathologique me paraît très-vraie, et chaque jour les recherches auxquelles je me livre viennent m'en montrer toute

l'exactitude ; mais, chose remarquable, il n'en est plus de même dans l'enfance : à cet âge il est moins rare que chez l'adulte de trouver des tubercules dans différents organes, bien que les poumons en soient complétement exempts (ANDRAL, même ouv., p. 55).

—L'opinion de Laennec sur la fréquence relative des tubercules dans les organes autres que le poumon est confirmée, à quelques variantes près, par les recherches de MM. Louis et Lombard. Voici l'ordre de fréquence observé par le premier chez les cent vingt-trois phthisiques dont les observations ont servi de base à son ouvrage.

Intestin grêle.	1/3 ;
Ganglions mésentériques.	1/4 ;
Gros intestin.	1/9 ;
Ganglions cervicaux.	1/10 ;
Ganglions lombaires.	1/12 ;
Prostate.	1/13 ;
Rate.	1/14 ;
Ovaires.	1/20 ;
Reins.	1/40.

M. Lombard, d'après des recherches faites sur cent cadavres d'adultes, établit ainsi le chiffre des organes contenant des tubercules :

Intestins.	26 ;
Ganglions mésentériques.	19 ;
Ganglions bronchiques.	9 ;
Ganglions cervicaux.	7 ;
Rate.	6 ;
Ganglions lombaires.	4 ;

Tissu cellulaire sous-périnéal. . . . 4 ;
Ganglions axillaires. . . . . . . 3 ;
Mediastin antérieur. . . . . . . 3 ; etc.

Cent cadavres d'enfants ont donné au même les pro-
portions suivantes :

Ganglions bronchiques. . . . . . 87 ;
Poumons. . . . . . . : . . . 73 ;
Ganglions mésentériques. . . . . 31 ;
Rate. . . . . 25 ;
Reins. . . . . 11 ;
Intestins, centre nerveux. . . . . 9 ;
Ganglions cervicaux. . . . . . . 7 ; etc.

(ANDRAL, *Ouvrage de Laennec*, p. 58).»

Notes à l'appui de cette cinquième assertion. — Les parents
phthisiques transmettent aux enfants une prédisposition à la
phthisie, comme les parents scrofuleux transmettent à leurs
enfants une prédisposition à la scrofule, mais non pas directement la maladie.

« M. Denis assure que les tubercules n'existent jamais
sur le cadavre avant le cinquième ou le sixième mois après
la naissance (*Compendium de méd. prat.*, t. VI, p. 538).
—M. Fleury a vu cependant chez un enfant, mort deux
jours après la naissance, les deux poumons présenter
une infiltration tuberculeuse des plus remarquables.
—M. Valleix rapporte un fait analogue, le seul qu'il
ait observé (*Clinique des mal. des enf. nouv. nés*, p. 68,
p. 1338).—Chaussier, *Procès-verbal de la distribution
des prix aux élèves sages-femmes de la Maternité,*

p. 62, 1812; M. Husson (*Dict. de médecine*, t. XXI , p, 583), et quelques autres, ont trouvé aussi sur des nouveau-nés des tubercules ramollis, des cavernes ; mais il faut reconnaître que, dans l'immense majorité des cas, les parents ne transmettent à l'enfant qu'une prédisposition à la phthisie (*Idem*, p. 538).

— M. Louis n'a constaté la transmission héréditaire que sur le dixième des malades (*Compendium*). — Lanthois porte la proportion au sixième. (*Théorie nouv. de la phthis. pulm.*, p. 185, p. 1822). — Portal, aux deux tiers. (*Observ. sur la nature et le traité de la phthis. pulm.*, p. 1809). — M. Piorry, dans un premier relevé, n'avait constaté l'hérédité que quatre fois sur cinquante-quatre ; dans un second, il a compté soixante - trois phthisies héréditaires sur deux cent soixante-neuf malades (Piorry, *de l'Hérédité dans les malad. Thèse de concours*, p. 88-90 ; 1840). — M. Briquet en interrogeant quatre-vingt-quinze phthisiques, a compté trente-six phthisies héréditaires et cinquante-trois phthisies acquises : six cas sont restés douteux (*Recherches statist. sur l'étiol. de la phthis. pulm. Revue médic.*, p. 167-168, février 1842 ; et *Compendium*, loc. cit.).

— Un enfant né d'un père ou d'une mère phthisiques apporte en naissant non des tubercules dans la poitrine, mais une prédisposition à en avoir (Andral, *Clinique*, t. Ier, p. 457). »

« Les médecins ont fréquemment supposé que la phthisie était une maladie contagieuse; et je n'ose pas assurer qu'elle ne le soit jamais; mais sur plusieurs centaines d'exemples de cette maladie que j'ai vus, il y en a eu à peine un où la phthisie ait pu me paraître produite par la contagion (Cullen, *Médec. prat.*, trad. de Bosquillon, t. 2, p. 73).

— Je ne puis dissimuler que je doute beaucoup que la phthisie soit jamais de nature à être contagieuse, et les faits que l'on a rapportés pour le prouver paraissent avoir été mal observés; on a attribué à la contagion ce qui était dû à une autre cause. Depuis plus de vingt ans que je suis occupé de recueillir des observations avec soin, et chargé pendant une grande partie de ce temps de suivre les maladies des pauvres dans plusieurs paroisses de Paris, j'ai eu occasion de voir peut-être un millier de phthisiques; quelques recherches que j'aie pu faire, je n'ai pu m'assurer qu'aucun le soit devenu par la contagion ou qu'il l'ait communiquée, quoique la plupart de ces malades habitassent et couchassent avec des personnes saines dans des endroits petits, malpropres, peu aérés, et où toutes les causes capables de donner de l'activité à la contagion se trouvaient réunies. J'ai vu des personnes riches, affectées de phthisie portée au dernier degré, qui ont eu pendant plusieurs mois des nourrices saines, sans leur communiquer la maladie. Aucun des anciens n'a regardé la phthisie comme contagieuse; le passage que l'on cite pour prouver le contraire, tiré du premier livre de Galien, sur les fièvres, n'est pas applicable ici. Galien paraît uniquement indiquer que les exhalaisons putrides quelconques peuvent exciter la fièvre; en effet, j'ai vu des gardes-malades qui étaient restés jour et nuit près des phthisiques désespérés , gagner une fièvre qui s'est dissipée au bout de peu de jours , sans être suivie d'aucun symptôme de phthisie; cette maladie est si commune, qu'il n'est pas étonnant que plusieurs de ceux qui en sont affectés se soient trouvés avec des phthisiques ; mais on a un si grand nombre d'exemples bien prouvés , où l'on n'a rien vu de semblable, que ces observations ne suffisent pas pour démontrer que la maladie soit contagieuse. (BOSQUILLON , *Ouvrage de Cullen* , p. 73).

— Morgagni , van Swieten , Morton , Hufeland et plusieurs autres, pensent que la phthisie pulmonaire se transmet par contagion; cette opinion est encore accréditée, aujourd'hui, dans les régions tropicales, à l'île Maurice, dans le midi de l'Europe et principalement en Espagne et en Italie , où l'on traite les phthisiques à peu près comme les pestiférés sont traités par les contagionistes de l'Orient. La doctrine de la contagionabilité ne repose cependant que sur des faits qui ne sont rien moins que décisifs. On cite des gardes-malades , des domestiques , des amis , des parents , des époux ayant succombé à la phthisie pulmonaire après avoir donné des soins à des phthisiques, après s'être servis de leurs vêtements , après avoir partagé leur lit. Baumes parle d'une famille dont tous les membres étaient toujours parvenus à un âge très-avancé, jusqu'à ce que l'un d'eux eût acheté le mobilier d'une maison dont le dernier rejeton venait de mourir phthisique; quelque temps après , l'acquéreur mourut phthisique après avoir communiqué la maladie à son petit-fils , lequel infecta sa mère , et donna naissance à un fils dont la phthisie termina également les jours, etc..... Ici, comme dans toutes les questions de contagionabilité, on s'est appuyé sur l'adage *post hoc ergo propter hoc ;* mais a-t-on recherché, dans les faits considérés comme des preuves de contagion, ce qui appartient à la coïncidence, à la transmission héréditaire, à la prédisposition mise en jeu par des causes occasionnelles? n'existe-t-il pas un nombre énorme de faits qui s'élèvent contre la contagionabilité? « Si nous réfléchissons, dit Jos. Frank, que des centaines de phthisiques ont expiré entre nos bras, que nous avons approché de mille autres phthisiques sans aucune précaution, que les gardes-malades, dans les grands hôpitaux, soignent jour et nuit les phthisiques sans être plus exposés aux maladies du poumon que le reste des hommes, ne devient-il pas dès lors hors de doute que la maladie dont il s'agit n'est point contagieuse? » (*Compendium de médec. pratiq.*, art. cité, p. 531).

— La phthisie se communique-t-elle par voie de contagion? non, cette maladie n'est pas contagieuse. Nos grandes villes, déjà ravagées par elle, ne seraient que de vastes tombes où viendraient s'engloutir les populations, si elle possédait cette funeste propriété.... Cette croyance repose sur des faits mal observés et n'est partagée aujourd'hui par aucun médecin dont le nom fasse autorité (ROCHE, SANSON et LENOIR, ouvr. cité, p. 42).

— Cependant, il ne faut pas assurer qu'il n'y a aucun danger à coucher avec un phthisique dont les sueurs inondent le lit; mais alors on a à redouter seulement l'impression délétère que les sueurs colliquatives et les re-

froidissements fréquents pourraient porter sur le corps,
et non la transmission d'une véritable phthisie pulmonaire (NACQUART, *Diction. des sc. médic.*, art. *Contagion*, t. VI, p. 62).

— Un phthisique en proie à la chaleur âcre et vive
d'une fièvre hectique et dont le corps se consume par les
pertes énormes qu'il fait par la peau surtout, et surtout
par des ulcérations ichoreuses, doit être environné d'une
atmosphère dont l'absorption par la peau ou par les
voies aériennes doit être fort contraire à la santé
(MAYGRIER, *Diction. des sc. médic.*, art. *Phthisie*,
p. 157).

*— Cette maladie, sur la nature de laquelle on a fait
tant d'hypothèses, n'est-elle pas tout simplement un
mode de développement de la précédente?*

— Ne s'explique-t-on pas, en partant de cette
idée, absolument tous les faits racontés par les
auteurs : — Pourquoi les enfants y sont si sujets, et les enfants riches comme les autres,
étant nourris de la même manière? — Pourquoi les femmes, les individus de l'autre sexe
les plus délicats, en sont attaqués? Pourquoi, en
même temps, des personnes qui ont la poitrine
la mieux conformée, meurent cependant souvent phthisiques, ayant contracté des tubercules dans l'enfance, et s'étant trouvées placées,
plus tard, sous l'influence de causes capables
de favoriser le ramollissement de ces tubercules,
ce qui a fait dire avec raison aux meilleurs ob-

servateurs parmi les médecins, que les sujets élancés, qui ont la poitrine étroite, ne sont pas les seuls attaqués de phthisie? — Pourquoi on trouve des phthisiques partout, à Vienne, à Londres, à Paris, à Marseille, etc., dans les pays secs comme dans les pays humides, les enfants y étant élevés à peu près de la même manière?

— *En nourrissant les enfants principalement de viande, ne les préserverait-on pas aussi de cette maladie ; et comme il est rare qu'elle se développe pour la première fois à un autre âge, quand on n'en a pas contracté le germe dans l'enfance, ne la bannirait-on pas également ainsi facilement, en peu d'années , du nombre de nos maux ? — S'il y a des scrofuleux et des poitrinaires, n'est-ce pas presque entièrement par notre faute, à cause de cette manière d'élever les enfants, à laquelle on n'a pas fait attention ?*

Passons à l'autre question.

TRAITEMENT DES ÉCROUELLES
depuis l'antiquité jusqu'à nos jours

Comment a-t-on traité les écrouelles depuis l'antiquité jusqu'au commencement de ce siècle?

Celse conseilla de faire manger de la chair de serpent aux scrofuleux pour les guérir, ou bien de leur enlever le mal avec le fer.

Galien, de leur faire manger de la chair de belette.

Oribase, de la chaux vive, mêlée avec du miel,

Aétius, de la chair de vipère.

Pendant le viiie, le ixe, le xe le xie, le xiie, le xiiie, le xive, le xve siècles, on n'eut recours qu'à des pratiques superstitieuses ou mystiques ; on fit porter à ces malheureux des branches d'aigremoine et de verveine, ou bien une peau de lézard vert, suspendues au cou. On fit appliquer sur leurs glandes la main à demi putréfiée d'un cadavre ; on eut recours au toucher des rois.

Dans le xvie siècle, Vésale, Fallope, Fabrice d'Aquapendente, qui furent les hommes les plus célèbres de l'art depuis Oribase et Aétius, prescrivirent d'enlever les tumeurs scrofuleuses avec des instruments ou de les détruire avec des caustiques et de faire suppurer.

Dionis, sous Louis XIV, recommanda la même chose, ou de faire toucher le mal par le roi le jour où il faisait ses dévotions, cérémonie qui attirait encore chaque fois six ou huit cents malades à l'église ce jour-là, selon l'auteur.

Dans le siècle dernier, on employa absolument toutes les drogues de la pharmacie, l'or, le mercure sous toutes les formes, le muriate doux de mercure en frictions dans la bouche, suivant la méthode de Clare, lorsque les glandes supérieures du cou se trouvaient engorgees ou dans les cas d'ophthalmie scrofuleuse ; les frictions faites sur les bras avec l'onguent de mercure lorsque les glandes axillaires et les glandes jugulaires inférieures étaient affectées ; les préparations salines dans l'estomac, les lavements mercuriels, suivant la méthode de Royer, lorsque les glandes mésentériques étaient obstruées ; les frictions avec l'onguent de mercure sur les extrémités inférieures ou avec l'onguent de muriate oxigéné, de mercure faites sous la plante des pieds, suivant la méthode de Cyrille, quand les glandes inguinales étaient malades ; enfin, les fumigations mercurielles, selon les principes de Lalouette, ou les bains anti-syphilitiques de Baumé, toutes les fois que les glandes éparses dans le tissu cutané semblaient le demander. — Toutes les préparations d'antimoine : le sulfure réduit en poudre impalpable; le tartrite antimonié de potasse, seul, à petite dose, ou mêlé avec les yeux d'écrevisse; l'oxide d'antimoine hydro-sulfuré rouge (kermès minéral); le sulfure antimonié de mercure noir (éthiops antimonial); l'acétate de potasse antimoniale (terre foliée de tartre antimoniale); l'oxide d'antimoine sulfuré orangé liquide (le soufre doré d'antimoine liquide). — Le fer et ses diverses préparations : l'essence douce de Sthal, l'opiat mésentérique de Baumé. — Le soufre en substance et les eaux minérales sufureuses, celles de Barèges, de Bonnes. — Les différents sels, la magnésie pure, par exemple,

l'ammoniaque, le sulfate de potasse, le sulfate
de soude, le muriate de soude, l'acide bora-
cique, le carbonate de potasse, le nitrate calcaire, le muriate calcaire, le sulfate de magnésie, le nitrate de magnésie et le muriate de
magnésie, le muriate de baryte, le tartrite de
potasse, le tartrite de soude potassé, l'acétite de
potasse, l'acétite de soude et l'acétate d'ammoniaque. — Parmi les plantes : la filipendule,
la cynoglosse, la petite chélidoine, le dompte-
venin, le boucage ou pimprenelle-saxifrage, la
valériane, le polypode, la saponaire, l'arrête-
bœuf, la fougère mâle, la squine, le méchoa-
can, les capillaires, la petite saxifrage, le pis-
senlit, la rue, le cresson, l'herbe aux cuillers,
le cerfeuil, le tussilage, la petite marguerite, la
germandrée, la grande scrofulaire, le xanthium,
le glayeul, le sargo, le souci, le chardon à bon-
netier, la grande ortie puante, le pêcher, la saponaire, le noyer, l'arnica, la globulaire à feuilles
en cœur, la digitale, la clématite, la douce-
amère, la camomille, la graine de coriandre, la
noix de ben, les glands de chêne, l'orme pyra-
midal, le quinquina, le sassafras, l'*alvela acau-
lis*, le marrube, la velvote, la coquelourde, la
ciguë, l'opium, l'aconit, la scammonée, la
gomme ammoniac, la résine de gayac, la
myrrhe, etc., etc. — Les bouillons de vipère,
de lézards. On administra les pilules de Faure, de

Grateloup, celles dites de M. Mareschal de Rou-
pères, les bols de Coste et Chappot, les pilules
de Janin, la teinture spiritueuse et les pilules
de M. Noël, les pilules de Valériola, de Lalouette, etc., etc., l'électricité, sans faire la
moindre attention au régime.

Aujourd'hui, les chefs de l'art recommandent
bien tous un régime substantiel, du bon vin,
un bon air, l'exercice; mais le peuple n'a encore confiance qu'aux drogues pharmaceuti-
ques, et un grand nombre de médecins partagent ces idées du peuple.

— *Est-il surprenant qu'on n'ait obtenu aucun
succès jusqu'à notre époque contre cette maladie, et
qu'on n'obtienne encore souvent qu'un demi-succès?*

TRAITEMENT DE LA PHTHISIE
depuis l'antiquité jusqu'à nos jours.

Comment a-t-on traité la phthisie jusqu'ici?
— Par des saignées, des purgatifs, des vomitifs, des vésicatoires, des cautères, des moxa,
des sétons, des ventouses sur la poitrine; la
diète lactée ou purement végétale; par des tisanes abondantes d'orge, de graine de lin, des
sirops émollients ou narcotiques, les eaux minérales, des voyages.

— Comment la traite-t-on encore aujour-
d'hui?

Voyons :

TRAITEMENT DE LA PHTHISIE

d'après le Dictionnaire de sciences médicales

Hémoptysie. — Lorsque chez un sujet disposé
à la phthisie, mais jeune encore, fort et d'un
tempérament sanguin, il survient, à des époques
plus ou moins éloignées, des hémoptysies vio-
lentes et redoutables même par leur abondance,
il faut de suite recourir au seul moyen de les
combattre avec succès , à des saignées répétées. « La saignée, dit M. Bosquillon, est ici le
plus puissant de tous les remèdes ; il faut la réitérer hardiment tant que le pouls est élevé,
c'est le seul moyen de détruire la diathèse inflammatoire. Les anciens guérissaient l'hémoptysie en tirant du sang jusqu'au blanc ; nous
devons les imiter, et cela toutes les fois qu'il y
a disposition à la phthisie. »

L'hémoptysie dissipée, on ne réitérera la saignée que lorsqu'on apercevra des signes qui en
indiquent le retour, comme il arrive fréquemment vers le temps des équinoxes (BOSQUILLON,
notes de Cullen). L'usage des saignées doit être
secondé par des remèdes rafraîchissants, tels

que l'orangeade, la limonade, avec addition de quelques gouttes d'eau de Rabel. Il faut seulement prendre garde que les boissons acides n'excitent pas la toux. Pour la prévenir, Hoffman recommandait les nitreux ; quelques médecins de Londres les ont administrés avec le plus grand succès.

Dans les différentes circonstances où nous avons été à portée de traiter de pareilles hémoptysies, voici le traitement qui nous a paru convenir davantage, et qui a été suivi d'un succès plus assuré. Après les saignées répétées, selon la violence de l'hémoptysie, l'âge et la force des individus, nous avons successivement prescrit le gruau avec le sirop de gomme ou de guimauve, les pieds dans l'eau, une potion composée avec les eaux distillées de laitue, d'ortie blanche, quatre onces; sirop d'erysimum, une once ; oximel simple, quatre gros ; nitre, quinze grains; eau de fleurs d'oranger, quatre gros. Le soir, deux verres de sirop d'orgeat, et cinq grains de sel de nitre pour chaque verre ; diète sévère, repos absolu, calme de l'âme, habitation aérée ; la tête élevée dans le lit, les membres supérieurs croisés au-dessous de la poitrine, les inférieurs fléchis. Lorsque l'hémoptysie s'apaise, tisane de riz avec sirop de grande consoude, orgeat le soir, avec le nitre ; diète végétale lactée, privation du vin. Immédiatement après la

cessation de l'hémoptysie, cautère à l'un des
bras. Sydenham a recommandé l'usage du cheval contre l'hémoptysie; sans doute ce grand
praticien n'a pas entendu qu'on mît en pratique
ce précepte pendant que la diathèse inflammatoire est dans toute sa force; car, dans ce cas,
comme l'observe Bosquillon, il serait plus nuisible qu'utile, en ce qu'il pourrait renouveler
l'hémoptysie : l'exercice soit à pied, soit même
à cheval, ne peut être permis que lorsque le
système vasculaire est suffisamment désempli
(lorsqu'on a assez saigné), et que l'hémoptysie
est arrêtée.

« De tous les moyens vantés et mis en usage
contre l'hémoptysie et ses retours après la saignée, il n'en est point de plus salutaire que le
lait; les anciens le prescrivaient pendant des
années entières après l'hémoptysie, et, par ce
moyen, en prévenaient les suites fâcheuses,
comme on peut le voir dans Alexandre de Tralles.
Toutes les espèces de lait ne sont pas également
favorables pour les personnes menacées ou atteintes de phthisie pulmonaire. D'après l'autorité des plus grands médecins de l'antiquité,
comme des plus célèbres de nos jours, c'est le
lait d'ânesse qui a obtenu la préférence; les autres espèces, comme celui de vache, de chèvre,
de brebis, de jument ou même de femme, ne
peuvent être ordonnés qu'à défaut de celui d'â-

nesse. On observera seulement que ce dernier est donné comme médicament, et que les malades peuvent, à leur gré, faire usage, comme aliment, de celui de vache, de chèvre ou de brebis. — Les grandes hémoptysies ne se manifestent le plus ordinairement qu'à une époque encore éloignée de celle où la phthisie pulmonaire est décidément déclarée. Effrayantes sous le rapport de la quantité de sang que rendent les malades dans un espace de temps quelquefois très-rapproché, ces hémorrhagies sont, en général, moins redoutables, que ces filets de sang qui se mêlent aux crachats épais, muqueux ou purulents, que l'on remarque pendant la durée de la première et quelquefois de la seconde période de la phthisie pulmonaire. Parmi les moyens que l'art indique d'une part pour en suspendre le cours, et de l'autre pour combattre l'état de phlogose ou de phlegmasie du poumon, dont ils sont le symptôme, on a conseillé la diète lactée, la gomme sous différentes formes, l'eau de chaux, celle de son, le lait d'amandes, la saignée et les révulsifs en général. Nous avons déjà parlé du lait comme de l'un des plus puissants anti-phlogistiques que l'on connaisse ; il est peut-être aussi l'anti-phlogistique dont les effets ont été couronnés de succès moins contestés. On ne peut donc trop en recommander l'usage dans tous les cas d'affections vives de la poitrine; mais indépendamment de ce qu'il ne remplit pas toujours les vues qu'on s'était proposées, il est des malades qui ne peuvent le digérer, d'autres auxquels il donne la diarrhée ou cause des aigreurs, et auxquels, par conséquent, on ne peut l'administrer : il faut donc avoir recours à d'autres moyens thérapeutiques; on doit même, dans le cas qui nous occupe, se faire un devoir de varier les moyens de traitement, car la phthisie pulmonaire étant essentiellement une maladie le plus souvent mortelle, et les exemples de guérison très-rares, il ne faut avoir aucun reproche à se faire sous le rapport des moyens de traitement : négliger un seul de ceux dont la pratique a consacré le succès, serait un oubli impardonnable. — De tous les moyens proposés pour atténuer autant qu'il est possible les suites fâcheuses du crachement de sang, il n'en est point qui jouissent d'une réputation plus méritée que les substances gommeuses simples. — La gomme prise en nature, en sirop, en décoction, seule ou additionnée à quelques autres substances analogues, sera donc prescrite dans tous les cas d'hémoptysie. Nous connaissons plusieurs personnes malheureusement atteintes depuis longtemps des premiers symptômes de la phthisie pulmonaire, et qui n'en ont suspendu la marche funeste que par l'usage habituel de la gomme, secondé par un régime sévère. — Lorsque les filets de sang qui se mêlent aux crachats sont d'un rouge pâle et peu abondants, et que le sujet attaqué de la phthisie a la fibre lâche et humide, l'eau de chaux peut être employée avec succès comme résolutive et légèrement astringente ; on la donne seule ou mélangée avec quelques substances gommeuses ou mucilagineuses, et quelquefois avec le lait. Cependant, on doit en suspendre l'usage lorsqu'il y a débilité des forces digestives, dans le cas d'extrême irritabilité et lorsque la fièvre hectique a trop d'intensité, avec soif, bouche sèche, urines rares et ardentes... Nous avons parlé de la saignée et de ses grands avantages dans tous les cas d'hémoptysies, nous n'y reviendrons point ; quant aux révulsifs, comme ils rentrent, en général, dans la classe des exutoires, nous remettrons à en faire mention en parlant du traitement de la toux, dont nous allons nous occuper. »

Contre la toux, l'auteur conseille : le musc et l'assa-fœtida ; les pilules de Morton et de Cynoglosse ; l'opium, la jusquiame, la belladone ; les bouillons de mou de veau, de tortue, de limaçons et de grenouille, dans lesquels ont fait entrer tour-à-tour tantôt les racines de carottes jaunes, de navets, de scorsonère, de la guimauve, du nymphœa, le bois de réglisse, les feuilles de tussilage, celles de choux rouges,

de capillaires , de pulmonaire , de bourrache ,
de laitue ; tantôt les fleurs de nymphœa , de
violettes , de guimauve , de coquelicot , de
bouillon blanc, de tussilage, etc. ; tantôt enfin,
des raisins secs , des pruneaux , des figues
grasses, des dattes, des jujubes ; et desquels les
gommes arabique , adragante, le sucre candi ,
le riz, le gruau, l'orge, l'avoine, doivent aussi
souvent faire partie. — Le mélange pectoral de
M. Magendie : acide prussique médicinal , un
gros ; eau distillée , une livre ; sucre pur , une
once et demie ; dont on prendra une cuillère à
bouche le matin , et une le soir en se couchant,
la potion pectorale du même : infusion de
lierre terrestre , deux onces ; acide prussique
médicinal, quinze gouttes ; sirop de guimauve,
une once ; à prendre par cuillerées à bouche de
trois heures en trois heures. Le sirop cyanique
du même : sirop de sucre parfaitement clarifié,
une livre ; acide prussique médicinal, un gros ;
dont on se sert pour ajouter aux potions pectorales ordinaires, et remplacer les autres sirops. — Plus tard, lorsque les crachats deviennent plus épais, d'une couleur jaunâtre, verdâtre ou grisâtre, et que tout porte à croire que
le poumon est profondément lésé et les tubercules en pleine suppuration ; les eaux minérales
sulfureuses, parmi lesquelles celles de Bonnes,
de Barèges, de Cauterets, de Bagnères-de-Lu-

chon , d'Aix , du Mont-Dore et d'Enghien , sont les plus renommées , et dont le malade prend depuis un jusqu'à deux ou trois verres par jour mêlées ordinairement avec parties égales de lait, d'eau de gruau, d'infusion de fleurs de violette, de guimauve , etc. — Les eaux de Seltz, de Bristol. — Les baumes du Pérou et de copahu, celui de la Mecque et le beaume blanc du Canada ; à la dose d'un demi-gros mêlés avec du sucre , deux ou trois fois par jour , et , si cette dose est trop forte à la dose seulement de quelques gouttes dans un peu de sirop de guimauve ou de lierre terrestre. — L'eau de goudron , les décoctions de bourgeons de pin et de sapin. — L'air oxygène, le gaz hydrogène. — L'air qu'on respire dans l'étable des vaches. — Les fumigations humides faites en versant de l'eau bouillante sur une ou plusieurs plantes pectorales et balsamiques, dont les malades hument les vapeurs. — Les fumigations sèches faites avec parties égales de cire jaune neuve la plus grasse et la moins purifiée , et de résine ou brai sec fondu à petit feu de braise, dans un vase de terre vernissé. — D'habiter des appartements frottés avec de la cire neuve très-odorante.— D'appliquer des vésicatoires, des cautères, etc.

Il conseille contre la fièvre hectique, dans le commencement, les mêmes moyens qui sont

employés contre les maladies inflammatoires ;
plus tard, si les redoublements commencent
par le frisson, les amers, les toniques ; le quinquina, la gentiane, la centaurée, le polygala,
le lichen d'Irlande ; si les redoublements ont
lieu sans frisson, les adoucissants, les pec-
toraux.

Contre l'amaigrissement, quand il n'y a plus
d'inflammation : la décoction de quatre gros à
une once de lichen dans une pinte d'eau ; décoction que l'on mêle ordinairement avec du
lait, des sirops de guimauve, de gomme, ou
avec quelque infusion douce et émolliente ; ce
même lichen en pastilles, en pâte, en marme-
lade, dont le malade prend une quantité variable, selon les avantages qu'il en retire et la
facilité avec laquelle il le digère. — Le polygala
amer ; les fécules de salep, de sagou, de ta-
pioca, celle de pomme de terre, etc.

Contre l'insomnie : l'extrait muqueux d'o-
pium à la dose d'un demi-grain, d'un grain par
pilule dans des conserves appropriées ; le sirop
diacode, l'eau de laitue, l'infusion de coquelicot.

Contre les sueurs nocturnes : des boissons
légèrement acidulées et quelquefois des astringents peu énergiques ; les amers, tels que le
lichen et le polygala, le quinquina, les antiscorbutiques affaiblis.

Contre la diarrhée : des narcotiques, des lavements à l'eau de son et au pavot ; s'il y a diarrhée sans ulcérations, les astringents, le simarouba, le diascordium, la conserve de Kinorrhodon.

TRAITEMENT INDIQUÉ PAR M. LOUIS

dans le Dictionnaire de médecine.

Les moyens que l'on a proposés pour guérir la phthisie sont très-nombreux ; mais sont-ils efficaces ? on a vu qu'il n'en était rien, et nous devons répéter encore aujourd'hui ce que M. Andral disait dans la première édition de ce Dictionnaire : « Aucun fait ne démontre qu'on ait jamais guéri la phthisie, car ce n'est pas l'art qui opère la cicatrisation des cavernes ; il ne peut tout au plus que la favoriser en ne contrariant pas le travail de la nature. Depuis bien des siècles, d'ailleurs, on cherche des remèdes qui puissent soit combattre la disposition aux tubercules, soit les détruire lorsqu'ils sont formés : de là, les innombrables spécifiques employés et abandonnés tour à tour, et choisis dans toutes les classes des médicaments. » Après cette déclaration, je pourrais passer sous silence les nombreux moyens préconisés, soit dans les temps anciens, soit de nos jours ; mais je vais les énumérer dans un but purement historique.

Suivant les opinions que l'on s'est faites de la nature de la maladie, on a proposé une médication antiphlogistique, délayante ou tonique. Broussais employait la première, mais seulement dans les cas où, selon lui, il y avait une véritable phlogose. Un grand nombre de médecins ont recours à la seconde, qui produit souvent des améliorations passagères, mais qui n'a jamais arrêté la marche de la maladie; d'autres, enfin, ont cité quelques exemples dans lesquels, selon eux, le troisième mode de traitement a été couronné de succès; mais ces exemples manquent des détails nécessaires pour les rendre convaincants. Quant aux médicaments véritablement spécifiques, je vais indiquer les principaux. On a mis en usage l'inspiration de certains gaz, tels que l'oxygène et le chlore, l'éther sulfurique en vapeur, l'air des étables, l'acide carbonique, l'hydrogène carboné; on a également essayé l'inspiration de certains agents thérapeutiques en suspension dans la vapeur d'eau : ainsi les baumes de copahu, du Pérou, et le storax liquide; on a eu recours à des substances ayant une action particulière, telles que l'iode, les préparations ferrugineuses, le soufre, les eaux sulfureuses, etc dans ces derniers temps, M. Bricheteau a si-

gnalé, comme produisant d'heureux effets,
l'émétique à doses faibles, mais souvent répétées ; enfin, le sel marin a été plusieurs fois
cité comme un remède curatif de la phthisie.
Une même réflexion s'applique à tous ces
modes de traitement : dès qu'ils ont été employés par d'autres que par leur inventeur,
ils ont cessé de produire les effets qu'on leur
attribuait. Ce n'est pas à dire pour cela que plusieurs d'entre eux ne puissent avoir un certain
degré d'utilité, mais c'est en modérant la violence de quelques symptômes, et nullement en
procurant la guérison de la maladie. On peut
en dire autant des applications externes, des
rubéfiants, des exutoires employés dans le
but de produire une guérison radicale, ainsi
que de la compression de la poitrine, qui a été
proposée dans ces derniers temps, etc.

Traitement palliatif. — Mais si la médecine
est impuissante à guérir la phthisie pulmonaire,
elle peut être extrêmement utile aux malades
en combattant les symptômes principaux, et,
par suite, en retardant plus ou moins la marche de la maladie. Lorsque la phthisie n'est encore qu'à sa première période, qu'il existe une
toux sèche, un peu de dyspnée, et un léger
amaigrissement sans fièvre, les soins hygiéniques sont ceux sur lesquels il faut le plus
compter. Ainsi les malades doivent se sous-

traire à toutes les causes qui peuvent donner
lieu au développement du mouvement fébrile,
puisque nous avons vu que cette circonstance
accélérait considérablement la marche de l'affection. Ils doivent éviter de s'exposer au froid,
et principalement lorsqu'ils sont en sueur ; les
longues courses, les veilles, les excès de tout
genre, et, en un mot, tout ce qui peut accélérer la circulation leur sera interdit. Quant au
régime, il serait peut-être plus dangereux qu'u-
tile de le prescrire trop sévère : si l'on a égard
à la faiblesse, à la décoloration, au dépérissement qui se manifestent alors, on est porté à
ordonner un régime nourrissant et légèrement
tonique, plutôt que débilitant ; l'exercice modéré, l'habitation à la campagne dans un lieu
sec et bien aéré, sont aussi généralement re-
commandés ; enfin, on prescrit les voyages et
les distractions de toute espèce. Nous ne possé-
dons pas de résumé de faits qui nous apprenne
d'une manière positive le degré d'influence de
ces divers moyens ; cependant jusqu'à ce que
l'observation ait parlé, le médecin doit les employer, car, bien qu'on ne sache pas jusqu'à
quel point ils sont utiles, on peut espérer que
les changements opérés par eux dans les ha-
bitudes des malades auront un résultat favorable sur la marche de la phthisie. — L'action des moyens hygiéniques devra être se-

condée par celle de quelques substances médicamenteuses simples , comme une infusion légère de chicorée sauvage, de petite centaurée, la seconde décoction ou la gelée de lichen ; quelques préparations ferrugineuses, de protoiodure de fer, par exemple, d'après la formule de Dupasquier, ou le sous – carbonate de la même base, etc, etc ; les préparations calmantes, surtout les opiacées, dont il sera question tout à l'heure , sont encore indiquées , et apportent fréquemment un soulagement considérable, quoique trop souvent de peu de durée; on peut en dire autant de l'inspiration de la vapeur qui s'élève de l'infusion des plantes aromatiques. Les eaux sulfureuses, les eaux de Bonnes en particulier, n'ont qu'une utilité bien souvent contestable, alors même qu'il n'y a que peu ou point de fièvre. — Que si, dans cette première période, il survenait une hémoptysie plus ou moins considérable, on suspendrait l'usage des moyens qui viennent d'être indiqués , et on aurait recours à ceux dont il sera question tout à l'heure dans les circonstances analogues ; un traitement antiphlogistique plus ou moins énergique serait encore nécessaire, si, comme cela arrive assez souvent, des symptômes d'une pleurésie avec épanchement venaient à se déclarer.

—Contre la toux, il conseille les moyens indiqués dans le *Dictionnaire des sciences médicales*, et l'extrait de *datura stramonium*, à peu près à la dose de deux à trois centigrammes.

« Lorsque les douleurs thoraciques se font sentir avec quelque intensité à une époque encore peu éloignée du début de la maladie, quelques applications de sangsues ou de ventouses scarifiées, proportionnées à la violence du symptôme et à la force des sujets, sont ordinairement d'un effet avantageux ; à une époque plus avancée, on doit être plus sobre des émissions sanguines. Fréquemment l'application d'un emplâtre de poix de Bourgogne suffit pour calmer la violence du point de côté ; on obtient plus souvent encore ce résultat avantageux de l'application d'un vésicatoire volant sur le point douloureux. On a ordinairement recours à la saignée dans les cas où il existe une hémoptysie un peu forte ; mais il faut prendre garde d'abuser de ce moyen ; car il n'est pas rare de voir l'hémoptysie persister malgré l'emploi des saignées répétées, et l'on court risque alors d'affaiblir inutilement le malade. Les astringents, parmi lesquels il faut principalement signaler l'extrait de ratanhia, le cachou et le tannin, sont quelquefois suivis d'un succès évident dans des cas semblables. Tout récemment, M. Nonat a proposé le tartre stibié contre l'hémoptysie ; mais les faits qu'il a cités ne sont pas encore assez nombreux pour qu'on puisse connaître positivement l'utilité de ce moyen. On a aussi employé des révulsifs sur différentes parties du corps, mais avec des succès fort douteux. Chez quelques sujets, on a vu une dyspnée considérable céder à l'application d'un vésicatoire sur la poitrine, mais souvent ce moyen est infructueux...; des exutoires ont été placés dans différents points de la poitrine, et principalement sous les clavicules, dans le but de déterminer une suppuration abondante, soit pour entraîner au dehors la matière morbifique et empêcher l'accroissement et la fonte des tubercules, soit pour déterminer la cicatrisation des cavernes déjà formées. Nous manquons de données positives pour apprécier l'influence de ce moyen (voir, *Dictionnaire de médecine*, t. XXIV, p. 366 et suivantes, article *Phthisie*). »

TRAITEMENT DE LA PHTHISIE PULMONAIRE
par M. Andral.

Moyens thérapeutiques. — C'est au début de la phthisie pulmonaire qu'il est de la plus haute importance d'employer activement et convenablement les moyens de guérison, puisque c'est à cette époque que l'ont peut, sinon guérir la maladie, au moins en arrêter la marche. Ainsi, si sous l'influence d'une cause quelconque une personne est atteinte d'une toux sèche, sonore, opiniâtre, avec des douleurs dans la poitrine, qui augmentent par les quintes de toux, on peut considérer cet état comme le commencement du premier degré de la phthisie pulmonaire, surtout s'il y a chaleur à la peau, fièvre, hémoptysie. Alors il faut pratiquer une saignée, que l'on répète à des distances convenables. Sous l'influence des émissions sanguines, ont voit souvent tous les symptômes s'arrêter, comme aussi il arrive souvent que ce moyen est inutile, et que, quoi qu'on fasse, la bronchite qui précède n'en marche pas moins vers la dégénération tuberculeuse. — Mais à mesure que les tubercules se multiplient et qu'ils sont remplacés par des cavernes, il est prudent d'être plus avare d'émissions sanguines. Dans ces circonstances, au lieu d'être utiles, elles ont l'inconvénient dans plus d'un cas de rendre plus rapide la marche de la maladie. — Les émissions sanguines seront néanmoins utiles toutes les fois que pendant le cours de la phthisie des symptômes évidents de phlegmasie se montreront, soit vers l'appareil respiratoire, soit vers l'appareil digestif. — Les révulsifs peuvent être employés avec avantage dans un grand nombre de cas. C'est surtout au début de la maladie qu'il est utile d'établir vers la peau une fluxion quotidienne, soit par des frictions, soit par des exutoires de toute nature; il importe cependant de ne pas abuser de ces moyens et de ne pas les employer indifféremment chez tous les sujets, car souvent ils augmentent l'irritation pulmonaire, allument la fièvre, et sont plus propres à favoriser qu'à prévenir ou à enrayer la formation des tubercules. On peut faire des frictions avec la pommade stibiée, produire un exanthème, par l'huile de croton-tiglium, sur la peau, qui détermine de petites pustules qui se dessèchent au bout de quelques jours. On applique des vésicatoires, soit sur la poitrine, soit aux extrémités. L'application de cautères, soit sous les clavicules, soit sur les côtés de la poitrine, est recommandée par un grand nombre de médecins. L'efficacité de ce moyen nous paraît fort douteuse; nous en dirons autant de l'application de sétons ou moxas. — Les purgatifs et les émétiques ont été vantés par quelques médecins; nous croyons qu'il faut en être excessivement avare; l'intestin, en effet, est disposé à l'inflammation que les purgatifs ne pourraient que hâter ou exaspérer. Dans les cas où l'on a dit que ces moyens avaient réussi, il est fort probable qu'il y a eu erreur de diagnostic. — Il convient, dans la plupart des cas, d'administrer des boissons émollientes et tout l'arsenal des médicaments connus comme adoucissants et tempérants, qu'on variera selon les goûts des malades. — Vous trouverez dans les vieilles pharmacopées un bon nombre de prétendus spécifiques contre la phthisie pulmonaire. Le temps et l'observation ont fait justice de tout cela ; les prétentions de quelques médicaments modernes sont-elles plus fondées? malheureusement non, et quoi qu'on ait dit des vertus de l'acide hydrocyanique, du chlore, de l'iode, etc., le traitement curatif de la phthisie pulmonaire est encore à trouver, et pour quiconque connaît les altérations anatomiques de cette maladie, les difficultés immenses de son diagnostic, alors peut-être qu'on pourrait, la combattre, c'est à dire à son début, il est bien difficile de concevoir la possibilité de guérir cette maladie par des remèdes plus ou moins énergiques. — Si, comme nous venons de le voir, la médecine est impuissante pour détruire la cause de la maladie et pour lui opposer un traitement curatif, elle peut au moins en diminuer l'intensité en combattant ces symptômes.

La toux. — Moyens déjà exposés dans l'analyse de l'article du *Dictionnaire des sciences médicales.*

Expectoration. — Mêmes moyens.

Hémoptysie. — Les évacuations sanguines, les révulsifs, les toniques et les astringents, sont les principaux moyens qu'on doit opposer à l'hémoptysie.

Emissions sanguines. — On les emploie soit pour prévenir cette affection, soit pour l'arrêter, soit pour en prévenir le retour. Quand un malade présente tous les symptômes qui caractérisent l'imminence d'une hémoptysie, qu'il est oppressé, qu'il pâlit, que le refroidissement s'empare de son corps, saignez-le dans ces circonstances, et vous préviendrez l'hémorragie. Saignez encore lorsque l'hémorragie existe, et saignez largement si vous voulez obtenir des résultats satisfaisants. Si vous appliquez des sangsues, ayez grand soin que ce ne soit pas sur la poitrine, mais à l'anus, surtout quand vous aurez affaire à des sujets nerveux ou à des femmes. — Dans certains cas où l'hémoptysie est peu abondante, il suffit pour l'arrêter de la diète et de quelques boissons émollientes. — Mais une saignée n'a jamais d'inconvénient, à moins qu'on n'y revienne trop souvent, ce qui favoriserait l'hémorragie en affaiblissant le malade. — Quelquefois, lorsque l'hémoptysie se présente sous la forme d'accès, on en prévient le retour en saignant le malade. En général, cependant, ce moyen est infidèle et il peut être nuisible. — Il convient d'administrer des boissons émollientes , tempérantes et mucilagineuses, des émulsions, des décoctions de riz , de nénuphar , des boissons acidulés , des limonades végétales. Les opiacés ne sont utiles que dans les cas d'irritation nerveuse et de toux fatigante.

Révulsifs. — On peut pratiquer des frictions sèches sur toute la peau, on recouvre les extrémités de cataplasmes chauds , ou bien on prescrit des pédiluves sinapisés; des ventouses sèches sur la périphérie du corps peuvent être utiles ; Stoll insistait beaucoup sur les vésicatoires volants; remarquons à ce sujet que les vésicatoires ne doivent pas être appliqués sur les individus qu'on a déjà beaucoup saignés , car ces évacuations sanguines les rendent plus sensibles et plus irritables. Toutes les fois que la congestion pulmonaire sera évidente , on se trouvera bien de promener des cataplasmes sinapisés successivement aux mollets, à la partie interne des cuisses , sur les bras , etc. Van Swieten avait préconisé la ligature des membres : on a depuis longtemps abandonné ce moyen.

Toniques et astringents. — Dans certains cas il faut relever les forces du malade affaibli par une abondante hémorragie ou par une hémoptysie de longue durée ; dans ces circonstances on prescrira avec avantage le cachou, le quina,

l'extrait de ratanhia, la limonade minérale,
l'eau de Rabel, etc. Il convient quelquefois
d'exciter la muqueuse intestinale par de légers
purgatifs, comme la manne, quelques sels neu-
tres, quelques grains d'aloès ou de racine de
jalap. — On a essayé l'emploi de la digitale,
mais sans succès; son action, en effet, n'est pas
toujours immédiate. L'ipécacuanha a été fort
vanté par quelques médecins; son administration a été quelquefois suivie d'accidents, formi-
dables. — A Londres et à Edimbourg, on
donne une demi-once de nitrate de potasse in-
corporée dans quatre onces de conserve de
roses, à prendre quatre à cinq fois par jour.
On a beaucoup préconisé ce moyen, dont on a
voulu faire un spécifique. — L'acétate de plomb
a été donné sans de grands succès; il en est de
même du sel marin dont on fait usage à Philadelphie, en solution dans l'eau.

— Le fer et ses préparations peuvent être
utiles comme tonique.

— On a fait plonger les pieds et les mains
dans l'eau très-froide, dans le but de provoquer
une dérivation. Ce moyen est mauvais, car le
froid est lui-même souvent cause de l'hémoptysie.

Dyspnée.—Aux exacerbations de la dyspnée,
si le malade n'est pas très-affaibli, on opposera
de petites saignées, des sinapismes aux extré-

mités. L'inspiration d'un air beaucoup plus oxygéné que dans l'état naturel a été beaucoup préconisée, guidé que l'on était par cette idée théorique, que l'air ne pouvait plus pénétrer dans les poumons, le sang n'étant point suffisamment élaboré. Mais on a été bientôt forcé de renoncer à ce moyen, la dyspnée devenant beaucoup plus intense sous son influence; d'autres ont mêlé à l'air inspiré une plus grande quantité d'acide carbonique : ce moyen a été sans effet. La digitale a joui pendant quelque temps d'une sorte de vogue dans la phthisie; on ne l'emploie plus aujourd'hui.

Fièvre. — Dans quelques cas où elle revenait sous forme intermittente, on lui a opposé avec succès le quinquina; mais sous l'influence de cet agent, le frisson seul disparaît; la chaleur et la sueur persistent.

Sueurs. — On a proposé des frictions vinaigrées et albumineuses; nous ne les croyons pas sans inconvénients. A l'intérieur, on a administré des astringents, la cascarille, le quina, les acides minéraux, l'alun, l'eau de chaux, etc.; tout cela a été sans influence. M. Fouquier a beaucoup employé l'acétate de plomb; nous croyons qu'il faut beaucoup rabattre des éloges qu'on lui a donnés; nous l'avons souvent essayé, et toujours sans succès. On a employé aussi dans les derniers temps l'agaric en poudre, sous forme de pilules : nous ne pensons pas qu'on en ait retiré de grands avantages. — Les symptômes que présentent les voies digestives demandent qu'on examine attentivement l'état des organes. La diarrhée est bien souvent rebelle à tous les moyens ; elle survient à une époque où les malades sont tellement affaiblis, que les émissions sanguines sont presque toujours impraticables. Si la constipation existe, on emploie des lavements simples ou légèrement laxatifs. — Contre la faiblesse et l'épuisement, on peut, si les voies digestives sont encore en bon état, administrer la décoction ou le sirop de quinquina, associés au sirop de grande consoude. Tels sont les moyens palliatifs les plus généralement employés.

Moyens hygiéniques.

La constitution scrofuleuse est, suivant tous les auteurs, celle qui prédispose le plus à la phthisie pulmonaire. Or, rien n'est aussi propre à combattre cette prédisposition qu'un bon régime et une alimentation énergique. Ainsi, en nourrissant le sujet avec des viandes rôties, des gelées animales, en lui prescrivant l'usage modéré du bon vin, l'exercice, l'habitation à la

campagne, nous pensons qu'on parviendrait
souvent à empêcher le développement des tubercules en agissant ainsi sur la constitution.
— Mais si la phthisie est déclarée, à quel régime hygiénique faut-il recourir? Si la formation des tubercules s'accompagne de signes de
réaction, il faut prescrire un régime doux, sans
cependant qu'il soit débilitant. Au premier rang
il faut placer le lait, quoiqu'il y ait des exceptions à son administration. La diète lactée peut
être suivie avec différents laits. On a dit que le
lait de femme est le meilleur : c'est loin d'être
prouvé. On emploie généralement le lait d'â-
nesse, et on le préfère au lait de vache, parce
que, contenant moins de parties nutritives, il
est plus facilement digéré que celui-ci. Il est cependant un grand nombre de malades qui ne
peuvent le supporter; en outre, il a l'inconvénient d'être cher; on le remplace avantageu-
sement par le lait de vache coupé. Quelques
personnes ont beaucoup préconisé le lait de chèvre; quelques autres lui ont trouvé des propriétés excitantes; mais tout cela est problé-
matique, comme le sont aussi les avantages du
lait de chèvre nourrie avec des plantes aromatiques, des bourgeons de sapin, du serpolet, etc.
— Quant à la nourriture, elle doit se composer
de légumes frais, d'épinards, de chicorée, de
salsifis, de scorsonère, de certains farineux dé-

pouillés de leurs enveloppes , de salep, de riz,
de tapioka en bouillie au lait d'amandes douces ;
toutes les préparations de pommes de terre ; les
fruits de la saison. On a dit des merveilles des
fraises, des concombres, etc. ; mais ces éloges
ne reposent sur aucun succès constaté. On prescrira l'usage des viandes blanches, de veau, de
poulet, de gelées animales et végétales. En gé--
néral, il convient de diminuer l'alimentation à
mesure que la maladie fait des progrès. Il est
bon, d'ailleurs, de consulter sur ce point l'appétit des malades, et, si l'on ne doit pas le satisfaire entièrement, de ne pas cependant les
soumettre à une diète trop sévère, qui hâte leur
mort. Il importe de nourrir modérément, même
malgré le dévoiement, car la diète ne l'arrête
pas. Dans les cas de dévoiement, on prescrira des
aliments qui nourrissent sous un petit volume,
et qui laissent peu de résidu. — Ne privez pas
les malades d'un peu de vin de Bordeaux, coupé
avec l'eau pure , ou avec l'eau d'orge ou l'eau
sucrée ; prendre pour boissons exclusives l'eau
de gomme ou l'eau sucrée , nous paraît une
mauvaise chose. Au début de la maladie, on
peut prescrire de la bière légère. (Voir *Clinique
de M. Andral*, t. I, rédigée par Latour.)

TRAITEMENT DE LA PHTHISIE PULMONAIRE

par Laennec.

Nous avons prouvé ci-dessus que la guérison de la phthisie tuberculeuse n'est pas au-dessus des forces de la nature ; mais nous devons avouer en même temps que l'art ne possède encore aucun moyen certain d'arriver à ce but... D'après les faits par lesquels nous avons établi que la nature guérit quelquefois la phthisie pulmonaire, il est évident que l'indication la plus rationnelle serait, dès qu'on a reconnu la phthisie pulmonaire, de prévenir les éruptions secondaires de tubercules ; car alors, à moins que les masses tuberculeuses primitives ne fussent extrêmement volumineuses ou nombreuses, ce qui est fort rare, la guérison aurait nécessairement lieu après leur ramollissement. La seconde indication serait de favoriser le ramollissement et l'évacuation ou l'absorption des tubercules existants.

Moyens propres à prévenir les éruptions secondaires des tubercules.

Les évacuations sanguines et les dérivatifs

sont les principaux. Stoll, d'accord en cela avec les praticiens qui ont le plus recours à ce moyen, prescrit de faire de petites saignées, et de les réitérer fréquemment ; il recommande même de tirer, à chaque fois qu'on les répète, une moindre quantité de sang ; et ce précepte est d'autant mieux fondé que les forces du malade vont toujours en diminuant, ainsi que son embonpoint. — Les évacuations sanguines n'ont cependant jamais été regardées par la plupart des praticiens comme un moyen de guérir ou de prévenir la phthisie, mais seulement comme propres à calmer les accidents inflammatoires qui l'accompagnent quelquefois..... La saignée ne peut ni prévenir le développement des tubercules, ni les guérir quand ils sont formés ; elle ne doit être employée dans le traitement de la phthisie pulmonaire que pour détruire une complication inflammatoire ou une congestion sanguine aiguë ; hors de là, elle nuit en diminuant en pure perte les forces du malade..... Les cautères et les exutoires sembleraient être les moyens les plus rationnels de prévenir le développement des tubercules, et d'empêcher une éruption secondaire lorsqu'on a déjà constaté l'existence de tubercules crus ou d'une excavation ulcéreuse. Cette méthode est fort ancienne. Hippocrate formait quatre escarres au-dessous de l'aisselle, sur la poitrine ou dans le dos, avec le fer rouge. Celse recommande d'en faire six à la fois, une sous le menton, une à la gorge, une sous chaque mamelle, et une vers l'angle inférieur de chaque omoplate. — J'ai beaucoup employé les cautères actuels et potentiels dans le traitement de la phthisie, et j'avoue que je n'ai vu guérir aucun des malades chez lesquels j'ai employé ce moyen. Je les fais appliquer ordinairement au-dessous des clavicules ou dans la fosse sous-épineuse ; et, chez quelques malades, j'ai réitéré jusqu'à douze fois l'application du fer incandescent ; mais on trouve très-peu de malades qui veuillent se soumettre à ce traitement horriblement douloureux. La cautérisation faite avec le cuivre rouge l'est un peu moins, parce que ce métal abandonne son calorique plus vite que le fer ; mais elle l'est encore beaucoup trop pour qu'un malade qui l'a soufferte une première fois se détermine à y recourir une seconde. De petits moxas d'une ligne de diamètre, appliqués successivement et deux ou trois à la fois, m'ont paru plus utiles que l'application des métaux incandescents ; car j'ai vu quelquefois une suspension très-marquée de tous les symptômes opérés par ce moyen. Quoi qu'il en soit, j'ai à peu près renoncé à tous les cautères actuels : des remèdes aussi douloureux ne doivent être employés que lorsqu'ils offrent, d'après l'expérience, une chance raisonnable de succès. En conséquence, je me borne aujourd'hui à faire appliquer, dans les mêmes points, de petits morceaux de potasse caustique, de manière à former des escarres de huit à dix lignes de diamètre; et je renonce aisément à ce moyen pour peu que les malades y répugnent. — Quant aux vésicatoires et aux fonticules permanents, dont l'usage est très-commun, tous les praticiens conviendront qu'on ne s'aperçoit pas beaucoup de leur utilité chez les sujets qui présentent déjà les signes de la phthisie, et que souvent ils sont très-incommodes par l'irritation locale qu'ils occasionnent. On doit éviter de les appliquer sur la poitrine; de cette manière, ils produisent quelquefois un soulagement momentané lorsqu'il y a des douleurs locales vives; mais trop souvent ils déterminent, au contraire, un afflux sur les organes qu'elle renferme, et particulièrement des pleurésies. — Lorsque, pour céder aux désirs des malades ou à la coutume, je fais appliquer un vésicatoire, je le fais mettre ordinairement à la partie interne de la cuisse, parce que cette partie conserve plus longtemps que le bras une surface suffisante; et chez les femmes, l'indication de rappeler les règles est une raison de plus de choisir ce lieu. — Quelques praticiens ont tenté depuis quelques années d'appliquer des cau-

tères à la marge de l'anus, ou d'y établir même
une fistule artificielle à l'aide d'un séton. Je
n'ai rien vu ou appris qui me porte à croire que
cette dérivation soit plus utile que les autres.

*Moyens propres à favoriser le ramollissement
des tubercules.*

Les moyens qui paraissent les plus propres à
remplir cette indication ont été proposés et employés souvent dans d'autres vues, suivant les
variations des théories, et en particulier dans
le dessein de procurer la cicatrisation des ulcères internes, ou de favoriser l'expectoration;
et, ici, la méthode alcaline fondante dont nous
avons déjà parlé plusieurs fois, a été fréquemment appliquée : l'eau de chaux, les eaux sulfureuses naturelles et artificielles en bains et en
boissons, le sel ammoniac, les sous-carbonates
d'ammoniaque et de soude, le nitrate de potasse,
l'hydrochlorate de soude, etc. On ne peut nier
que ces moyens ne favorisent quelquefois l'expectoration, et qu'ils ne paraissent propres à
hâter le ramollissement de la matière tuberculeuse. Cependant, si l'on en juge par la lenteur
ordinaire et l'inefficacité fréquente des mêmes
moyens contre les tubercules des glandes, on a
de la peine à croire qu'ils soient plus souvent

utiles contre ceux du poumon; on peut en dire autant de l'hydrochlorate de chaux, des préparations mercurielles, de l'hydrochlorate de baryte, et même des préparations antimoniales, qui ne sont réellement utiles que pour faciliter l'expectoration , ou pour combattre une péripneumonie intercurrente. — C'est encore dans la vue de cicatriser les ulcères que l'on a conseillé les antiscorbutiques , les plantes aromatiques, les purgatifs, les balsamiques, et en particulier les baumes de Tolu, du Pérou, de la Mecque, la thérébentine, le camphre, le soufre dissous dans les huiles volatiles. — On a cherché encore à atteindre le même but en mêlant à l'air que respire le malade des gaz ou des vapeurs diverses, et établissant ainsi autour de lui des atmosphères artificielles. Le peu d'usage que l'on a fait de chacun d'eux prouve assez le peu de confiance qu'ils méritent... — De tous les moyens tentés jusqu'ici contre la phthisie, il n'en est aucun qui ait été suivi plus souvent de la suspension ou de la cessation totale de la phthisie, que le changement de lieu. Il est probable même que les bons effets des eaux minérales sont en partie dus à cette cause; car, par elles-mêmes, elles n'ont qu'une efficacité au moins fort douteuse.

Traitement palliatif des symptômes de la phthisie.

... Les boissons émollientes et les aliments mucilagineux ont été employés de tous temps comme propres à rendre la toux moins pénible. — Dans cette catégorie se rangent le lait de femme, d'ânesse, de vache, de chèvre, de jument ; le salep, le sagou, la gomme, le lichen d'Islande, les fécules de pommes de terre et de cassave, l'orge, le riz, le sucre surtout ; les infusions de plantes mucilagineuses ou inertes, convenablement édulcorées. (LAENNEC, *Auscultation médiate*, t. II, p. 260 et suivantes.)

Nous ne parlerons pas ici du traitement proposé par M. le docteur Roche dans le 13ᵉ volume du *Dictionnaire de médecine et de chirurgie pratiques*, nous en parlerons plus tard.

Est-il surprenant qu'on ait obtenu encore moins de succès contre la phthisie que contre les écrouelles ?

—Mais voici ce que disent eux-mêmes de la curabilité de la scrofule la plupart des auteurs que nous avons eu occasion de citer et qui la traitent presque uniquement par des soins hygiéniques :

« *La maladie scrofuleuse est-elle susceptible d'une guérison radicale?* La question se réduit donc, pour la constitution strumeuse simple, à savoir si la nutrition peut être, par des moyens convenables, rappelée à son état d'intégrité, et si les solides vivants sont encore susceptibles d'être ramenés à une bonne organisation. N'est-il pas, dès-lors, facile de concevoir qu'en environnant le malade des influences les plus avantageuses à l'élaboration nutritive, ses organes se trouveront après un certain temps tellement renouvelés par la transmutation moléculaire, que chaque instant voit s'effectuer, qu'ils ne présenteront plus aucun des éléments altérés dont ils étaient formés antérieurement, et seront, pour ainsi dire, reconstitués dans toutes leurs parties. Il est impossible de ne pas admettre ces vérités consignées dans tous les bons ouvrages et basées sur des faits qui se renouvellent chaque jour au milieu de nous. — Combien, en effet, n'a-t-on pas vu de sujets évidemment scrofuleux dans leur enfance, guéris sans retour, et par les seules forces de la nature, à l'époque de la puberté, qui semble donner à la vie une activité nouvelle? Si l'économie animale, abandonnée à ses propres ressources, a pu, dans un assez grand nombre de circonstances, triompher de la constitution strumeuse, que ne doit-on pas espérer en favorisant ses efforts conservateurs par des moyens rationnels et fondés sur l'expérience, en soustrayant le malade à toutes les influences fâcheuses, pour le placer au milieu de celles qui sont le plus convenables à son état ! Je suis tellement pénétré de ces principes, puisés dans les leçons de nos meilleurs praticiens et dans la fréquente observation de la maladie scrofuleuse, *que je ne crains point d'avancer qu'on peut toujours la détruire*, 1° lorsqu'elle est à l'état de diathèse simple, et dans son principe ; 2° lorsqu'elle existe chez un sujet encore peu avancé en âge ; 3° enfin, lorsqu'il est possible de situer le malade dans une habitation saine, de lui faire suivre le régime et le traitement que nous exposerons bientôt. » (LEPELLETIER, ouvr. cité, p. 255). — « De toutes les infirmités qui affligent l'espèce humaine, dit Hufeland en parlant des scrofules, c'est certainement l'une des plus lentes et des plus difficiles à guérir. Il aurait fallu distinguer ici les différents degrés de l'affection scrofuleuse. D'après ce que nous avons dit, en effet, et de la nature des causes et de leur mode d'action sur l'économie animale, il est évident qu'on peut mettre des populations entières à l'abri de cette maladie, ce qui ne se rencontre guère pour les autres maladies ; car qui pourrait indiquer, avec quelque apparence de certitude, les moyens propres à préserver les hommes de cette foule de maladies dont l'invasion, toute dynamique, est si rapide et si grave ? — La lenteur de la guérison *tient le plus souvent* à ce que les indi-vidus, même soumis à un traitement médical, ne sont presque jamais soustraits aux causes qui ont amené cette maladie; c'est parce que les malades sont traités, pour la plupart, dans les lieux mêmes où la maladie s'est développée. dans les localités qui ont été cause de cette maladie..... qu'elle est une des plus diffi-ciles à guérir..... La lenteur de l'affection scrofuleuse et la difficulté de son traitement tiennent beaucoup moins à la nature de cette maladie qu'à des circonstances extérieures, qu'à des obstacles apportés au traitement. » (Dubois d'Amiens, ouvr. cité, p. 556.)

Si tous les médecins pouvaient se pénétrer de l'idée qu'il ne faut songer à guérir cette maladie qu'à l'aide de l'hygiène et non d'a-près des doctrines médicales; si le public pouvait se persuader qu'il ne peut pas la guérir autrement qu'à l'aide de l'hygiène et de quelques substances amères, tout au plus, pour relever les forces de l'estomac; ne la guérirait-on pas presque toujours?

— Voici, d'une autre part, ce que l'obser-vation apprend relativement à la phthisie :

Elle apprend d'abord que cette maladie guérit *souvent* d'elle-même, comme nous l'avons dit; *que* les tubercules ne se développent pas, dès son invasion, dans toutes les parties du corps où nous avons vu qu'on en trouve, dans les intestins, par exemple, dans le mésentère, etc.; *que* les cavernes ne se forment pas non plus de suite dans les poumons; *que* la maladie est longue au contraire ordinairement; *que* les accidents dont nous venons de parler ne surviennent que peu à peu; que le mal débute par quelques tubercules de la grosseur d'un grain de millet ou d'une tête d'épingle, blanchâtres, demi-transparents, placés presque toujours au sommet des poumons; lesquels tubercules restent dans cet état pendant plus ou moins longtemps, grossissent ensuite, jaunissent, se ramollissent, entrent en suppuration et sont expulsés par les crachats sous forme de pus; *qu'une* première éruption de tubercules n'emporte jamais le sujet, à moins qu'il ne survienne en même temps quelque autre maladie; qu'il faut plusieurs éruptions successives pour le faire succomber.

Notes à l'appui de ce que nous venons de dire de la tuberculi
sation pulmonaire, et de la lenteur de la marche de la phthisie
en général.

Les tubercules offrent trois périodes bien distinctes
dans leur existence, une période de développement ou
de crudité ; une période d'élimination ou de ramollissement ; une période d'excavation ou de caverne.

Première période. — *De développement ou de crudité.* Les tubercules sont alors de petits corpuscules d'un
blanc jaunâtre, arrondis, d'une consistance ferme et
assez dure à écraser, sans trace d'organisation ou de
texture, disséminés ou réunis en masses plus ou moins
considérables, ou intimement combinés avec le parenchyme pulmonaire à l'état d'infiltration et occupant seulement quelques lobules, ou tout un lobe ou même un
poumon tout entier. — Leur nombre est très-variable ;
les cas où l'on n'en rencontre qu'un seul sont extrêmement rares, car il est presque toujours possible
d'en trouver d'autres en examinant attentivement. — Ils
siègent ordinairement au sommet du poumon ; quand
on en rencontre en même temps dans les lobes inférieurs,
ils sont toujours dans une période moins avancée de
leur existence que ceux des lobes supérieurs.

Deuxième période.— De ramollissement et d'élimination. Nous venons de décrire les tubercules à l'état de crudité ; mais des changements importants s'opèrent en eux , et après un temps plus ou moins long , tantôt peu de temps après leur formation , tantôt après être restés longtemps stationnaires, ils commencent à se ramollir... La matière tuberculeuse devenant de plus en plus molle et humide, paraît onctueuse, semblable à du fromage mou, et devient enfin tout-à-fait semblable à du pus , ou quelquefois à un liquide presque incolore , au milieu duquel sont suspendus des débris opaques, et encore consistants, de matière tuberculeuse... Le phénomène du ramollissement s'étant opéré, le pus cherche à se frayer une issue; alors arrivent d'autres phénomènes qui constituent une autre période.

*Troisième période.—D'ulcération.—*Celle-ci commence par un travail analogue à celui qui amincit et perfore la peau en contact avec le pus d'un abcès. Autour de la matière tuberculeuse liquéfiée le parenchyme pulmonaire est rongé et détruit; les tuyaux bronchiques participent bientôt à cette destruction, et livrent un passage facile, par leurs orifices béants, à la matière tuberculeuse qui est rejetée au-dehors par l'expectoration. — Les cavernes pulmonaires résultent de la fonte de plusieurs tubercules agglomérés ou d'une grosse masse tuberculeuse, ainsi que de l'ulcération qui détruit le parenchyme du poumon , de la communication qui s'établit entre plusieurs de ces foyers , enfin de l'expectoration de la matière tuberculeuse ramollie... Le nombre des cavernes est variable. Quelquefois elles sont multiples, et alors elles offrent peu d'étendue. D'autres fois on n'en trouve qu'une, mais fort considérable et toujours entourée d'autres tubercules plus ou moins avancés, qui, en se ramollissant et en venant fondre dans cette cavité, contribuent encore à son agrandissement. C'est de cette manière que les poumons peuvent quelquefois être réduits à l'état de simple enveloppe. — Dans la plupart des cas, ces cavernes présentent à leur intérieur des inégalités et des anfractuosités qui indiquent que leur formation résulte de plusieurs autres excavations. On les trouve traversées en différents sens par des prolongements parenchymateux, espèces de brides s'étendant aux deux parois opposées des cavernes qui se rompent quelquefois et qui présentent alors une extrémité flottante au milieu de l'excavation. Souvent dans leur épaisseur sont logés de gros vaissaux dont les parois considérablement épaissies ne livrent passage qu'à une petite quantité de sang. Ces vaisseaux peuvent même être complétement oblitérés, et dans quelques cas, rares à la vérité, ils peuvent après avoir été érodés, former un épanchement sanguin dans la caverne et parfois une hémorragie assez considérable pour provoquer la mort instantanément. — Le siége de ces cavernes a lieu, dans la plupart des cas, au sommet du poumon; rarement on les trouve au lobe inférieur, quelquefois au voisinage de la plèvre, qui dans certains cas peut constituer seule la paroi externe de la caverne. On peut les trouver aussi au milieu du parenchyme pulmonaire. — La matière contenue dans les cavernes est un mélange de pus, de mucus, de matière tuberculeuse, de sérosité épaisse et de sang; on y trouve des fragments de parenchyme qui dans certaines circonstances peuvent être expectorés. C'est dans ces circonstances seulement que se vérifie cette banale et vieille croyance des commères qu'on crache les poumons. — Enfin, dans quelques cas, les cavernes peuvent être trouvées entièrement vides, ce qui est fort rare. — Les parois des cavernes tantôt laissent voir le tissu pulmonaire induré, rouge et infiltré de matière tuberculeuse ; tantôt elles sont tapissées par une fausse membrane blanchâtre, mince, molle et faible, ou adhérente et formée de plusieurs couches. Sur ces parois se rencontrent les ouvertures de quelques tuyaux bronchiques, des vaisseaux considérables, oblitérés ou non. Les ouvertures des tuyaux bronchiques peuvent faire communiquer les cavernes entre elles, quand il en existe plusieurs, avec des gros vaisseaux comme l'artère pulmonaire, avec les bronches, ce qui arrive très-fréquemment, avec la cavité pleurale. Dans cette dernière circonstance il peut arriver, ou bien qu'une grande caverne communique avec une portion de la cavité pleurale, circonscrite par des brides celluleuses, ou bien qu'une petite caverne tuberculeuse s'ouvre tout-à-coup dans la cavité pleurale, libre d'adhérences, et donne lieu à un pneumothorax foudroyant. Enfin, une caverne peut s'ouvrir et se frayer un chemin fistuleux pour venir s'ouvrir à l'extérieur sur les parois du thorax. — Les cavernes peuvent s'étendre, se rétrécir, rester stationnaires ou enfin, dans des cas malheureusement trop rares, se cicatriser et disparaître. — La cicatrisation des cavernes pulmonaires avait été considérée comme possible par plusieurs auteurs anciens. Van Swieten parle d'ulcères des poumons cicatrisés ;

mais ces idées étaient entièrement théoriques et conçues *à priori*. Laennec, se fondant sur le résultat de l'observation fournie par plusieurs autopsies, a démontré que cette cicatrisation était possible et en a constaté l'existence. Quant à nous, nous en avons rencontré plusieurs cas, et nous admettons avec Laennec que la cicatrisation des cavernes pulmonaires peut avoir lieu. — Cette cicatrisation s'opère par plusieurs degrés. L'intérieur de la caverne étant complétement vide de pus, ses parois se recouvrent d'une membrane cellulo - vasculaire. Plus tard, la cavité a disparu et l'on ne trouve Plus qu'une simple ligne cellulo-fibreuse où se terminent brusquement de grosses bronches, ou bien une masse plus ou moins grosse, cellulo-fibreuse, calcaire ou cartilagineuse, où aboutissent encore des bronches. Les choses se passent ordinairement ainsi au sommet du poumon, qui est affaissé, froncé, adhérent à la plèvre costale, et qui en s'affaissant a laissé entre lui et la plèvre un espace vide qui se comble par un tissu cartilagineux de nouvelle formation. — Tels sont les changements que l'on a trouvés opérés sur des sujets qui, après avoir présenté tous les symptômes de la phthisie pulmonaire, ont guéri, et ont succombé, plus ou moins longtemps après, à une autre maladie. — Constatons d'ailleurs que la cicatrisation ayant lieu, il peut arriver que le sujet soit radicalement guéri et pour toujours, ou bien qu'après avoir présenté toutes les apparences de la guérison, il redevienne phthisique plus ou moins longtemps après ; ou bien encore que la cicatrisation s'opérant sur un point du poumon, d'autres tubercules se forment sur d'autres points, et que d'autres cavernes leur succèdent. — D'après ce que nous venons de dire sur la cicatrisation possible des cavernes, doit-on tirer cette conséquence que pour guérir de la phthisie pulmonaire, il faille nécessairement que les tubercules se ramollissent, et que des cavernes se soient opérées? nous avons vu des individus qui, après avoir présenté tous les symptômes rationnels de la phthisie, ont guéri, et sont morts beaucoup plus tard. A leur autopsie, nous avons trouvé des concrétions calcaires au sommet du poumon. N'est-il pas possible d'admettre que le phosphate calcaire devenant prédominant, la sécrétion tuberculeuse puisse s'éteindre ? est-il possible encore que les tubercules puissent être résorbés sans se transformer ? (ANDRAL , *Clinique* , t. Ier p. 425 et suivantes).

Lorsqu'il y a un grand nombre de tubercules, même très-petits, dans un poumon, la mort survient quelquefois avant qu'aucun d'eux soit arrivé à un degré de ramollissement tel que la matière tuberculeuse ait pu s'ouvrir un passage dans les bronches, et donner lieu à une excavation ulcéreuse. Mais ce cas-là est fort rare, et ne se voit guère sans qu'il existe, outre la phthisie, quelque autre affection également grave, ou capable au moins de hâter la mort (p. 47). — Quand, au contraire, il y a peu de tubercules, on les trouve quelquefois tous excavés à l'ouverture des cadavres; mais dans le plus grand nombre des cas le développement des tubercules est évidemment successif, et l'on trouve dans le même poumon des tubercules dans les divers degrés de développement que nous avons décrits, c'est-à-dire 1° à l'état de granulations, soit grises, soit incolores et demi-transparentes; 2° à l'état de tubercule gris plus

volumineux, et déjà jaunes et opaques au centre ; 3° à
celui de tubercules jaunes et opaques, mais encore fermes ; 4° à celui d'infiltration tuberculeuse grise, géla-
tiniforme ou jaune ; 5° à celui de tubercules ramollis,
surtout vers le centre ; 6° à celui d'excavations plus ou
moins complétement vides... Les tubercules se développent presque toujours primitivement au sommet des lobes
supérieurs, et surtout du droit ; et c'est par cette raison,
dans ces points, et particulièrement dans le dernier,
que se rencontrent le plus fréquemment de vastes excavations tuberculeuses. Il n'est pas très-rare d'en trouver
de semblables au sommet d'un poumon, le reste de ces
organes étant tout-à-fait sain, et ne présentant aucun
tubercule ; mais dans ces cas aussi le malade n'a souvent présenté aucun signe de phthisie pulmonaire, ou
n'en a présenté que de très-équivoques, et a succombé
à une autre maladie. — Il est beaucoup plus commun
de trouver une excavation et quelques tubercules crus
déjà avancés dans le sommet des poumons, et le reste
de ces organes, encore crépitants et sains d'ailleurs,
farcis d'une multitude innombrable de très petits tubercules miliaires, demi-transparents, et dont presque
aucun ne présente encore de point jaune central. Il est
évident que ces tubercules miliaires sont le produit d'une
éruption secondaire et fort postérieure à celle qui avait
donné lieu aux excavations. Les résultats de l'ouverture
des cadavres, comparés à ceux de l'observation des malades, m'ont convaincu que ces éruptions secondaires se
font à l'époque où les tubercules formés les premiers
commencent à se ramollir. — Très-souvent on trouve
dans le même poumon des preuves évidentes de deux

ou trois éruptions secondaires successives ; et presque toujours alors on peut remarquer que l'éruption primitive, occupant le sommet du poumon, est déjà arrivée au degré d'excavation ; que la seconde, située autour de la première et un peu plus bas, est formée par des tubercules déjà jaunes, au moins en grande partie, mais peu volumineux encore ; que la troisième, formée de tubercules miliaires crus, avec quelques points jaunes au centre, occupe une base plus inférieure encore ; et enfin que le bas du poumon et son bord inférieur présentent une dernière éruption de tubercules miliaires tout-à-fait transparents, dont on trouve en outre quelques-uns çà et là dans les intervalles laissés par les éruptions précédentes... — Les exceptions à cet ordre de développement sont peu communes ; il est extrêmement rare que les excavations primitives se rencontrent dans le centre ou à la base du poumon : il l'est moins que le poumon gauche soit plus affecté que le droit ; il l'est excessivement que la première éruption soit assez nombreuse pour emporter le malade... —Les éruptions secondaires ne se bornent point au poumon. C'est encore à la même époque, c'est-à-dire au moment du ramollissement des tubercules formés les premiers, que des productions semblables se développent dans une multitude d'autres organes (Laennec, p. 53).

— A l'ouverture des corps on trouve des lésions bien différentes, suivant que les malades ont succombé pendant la première ou pendant la seconde période. Dans le premier cas, la mort a été presque toujours causée par une autre maladie que la phthisie, et les tubercules n'ont point eu le temps de faire des progrès considérables. Quelquefois on ne trouve que quelques granulations grises demi-transparentes dans le sommet des poumons; mais le plus souvent ces granulations sont abondantes, et l'on voit au milieu d'elles des tubercules d'une grosseur très-variable, ou même de petites cavernes remplies de substance tuberculeuse plus ou moins ramollie. Lorsque les malades ont succombé dans la deuxième période, les désordres sont considérables : on trouve des cavernes énormes, ou très-multipliées, communiquant avec un ou plusieurs rameaux des bronches, et le tissu pulmonaire environnant est farci de tubercules à divers degrés, depuis la granulation grise jusqu'au tubercule cru; des tubercules se trouvent fréquemment aussi dans divers autres organes, mais surtout dans les tuniques des intestins, dans le péritoine, la pie-mère, et ces lésions sont en rapport avec les symptômes observés pendant la vie; enfin on rencontre des ulcérations, soit dans les voies aériennes, soit dans le tube digestif, ainsi qu'un certain nombre de lésions secondaires (Louis, *Diction. de médecine*, t. XXIV, p. 306).

Dans le plus grand nombre des cas, la marche de la phthisie est lente et graduelle; mais il arrive assez souvent qu'au lieu de suivre ses périodes régulièrement et avec lenteur, elle semble procéder par attaques successives.... Suivant Laennec, ces recrudescences qui ont

lieu après ces rémissions sont dues à une nouvelle invasion de tubercules au moment où ceux qui ont causé
les premiers accidents sont parvenus à une période
assez avancée. Il donnait à ces invasions le nom de
secondaires. Les considérations que j'ai présentées sur
les lésions anatomiques me portent à croire que l'opinion de Laennec est fondée sur les faits (LOUIS, ouvr.
cité, p. 350).

— Bayle et M. Louis ont inséré dans leurs *Recherches sur la phthisie*, des tableaux dans lesquels figu-
rent des phthisies de deux, de quatre, de six, de dix,
douze, quatorze, vingt, trente-deux, trente-cinq et
quarante ans; celui de Bayle comprend deux cents phthisiques, dont soixante (un peu moins du tiers) sont
morts dans les six premiers mois de la maladie, soixante-
quatre (le tiers), du sixième au douzième mois, qua-
rante-huit (un peu moins du quart), dans la seconde
année, et vingt-huit (à peu près le septième), de la seconde à la quarantième année. Celui de M. Louis ne
comprend que cent quatorze phthisiques, mais dont la
durée de la maladie a été constatée aussi exactement
que possible; sur ce nombre, trente-trois (trois dixièmes)
sont morts dans les six premiers mois de la maladie,
trente-sept (le tiers), du sixième au douzième mois,
vingt-cinq (moins du quart), dans la seconde année, et
dix-neuf (moins d'un cinquième), de la seconde à la
vingtième année. Ces deux tableaux, comme on voit,
concordent aussi exactement que possible, et tendent à
établir que dans les hôpitaux, la durée moyenne de la

phthisie est de moins d'un an ; que chez les malades à domicile, et surtout chez ceux que l'on peut mettre dans les conditions de climat et d'alimentation les plus avantageuses, cette durée est nécessairement beaucoup plus longue et ne peut guère être calculée (M. Laennec, *Ouvr. de Th. Laennec,* note).

— On trouve dans l'ouvrage de Clarke une table qui montre quelles sont, dans la phthisie, les lois de la mortalité. L'auteur suppose cent personnes chez lesquelles cette maladie commence en même temps : la première colonne de sa table indique le nombre de mois ou d'années écoulés depuis l'invasion de la maladie; la deuxième, le nombre d'individus décédés au bout de trois mois, de six mois, etc. ; la troisième, le nombre des malades qui ont survécu ; la quatrième, enfin, fait ressortir combien d'individus succombent dans les diverses périodes du temps parcouru par la maladie.

Temps écoulé depuis l'invasion.

3 mois,	8 morts,	92 survivants.
6 —	30 —	70
9 —	52 —	48
12 —	62 —	38
15 —	72 —	28
18 —	76 —	24
24 —	85 —	15
5 années,	94 —	6
10 —	97 —	3
40 —	85 —	0

```
 8 de  1 mois à  3 inclusivement.
22 de  4   —   à  6
22 de  7   —   à  9
10 de 10   —   à 12
10 de 13   —   à 15
 4 de 16   —   à 18
 9 de 19   —   à 24
 9 de  3 années à  5
 3 de  6   —   à 10
 3 de 11   —   à 40
```

(ANDRAL, *Ouvr. de T. Laennec*, p. 259, note.)

— *Si, puisque les tubercules n'attaquent que les personnes les plus faibles, les plus délicates, les plus lymphatiques, que tout ce qui débilite favorise le développement des tubercules, avons-nous vu ;* lorsqu'on s'aperçoit qu'une personne commence à être atteinte de la phthisie, au lieu de la saigner à blanc, de lui appliquer des sangsues, de la faire nourrir de lait, de végétaux, on se contentait, selon les cas, selon la manière dont débute la maladie, qu'elle paraît survenir à la suite d'un refroidissement, d'une hémorragie, ou que le malade accuse seulement une douleur dans telle ou telle partie de la poitrine, mais qu'on voit à sa constitution, à l'examen de sa poitrine, qu'il s'agit chez lui de tubercules, d'avoir recours à des moyens propres à rétablir la transpiration, à quelque potion capable d'arrêter le crachement de sang sans saignée, à des applications narcotiques sur la poitrine pour y éteindre, autant que possible, momentanément la sensibilité, pour empêcher qu'il ne se fît là un flux trop considérable de liquides; et on appliquait un exutoire loin de cette partie pour y attirer la douleur, etc.; puis, aussitôt que la circonstance le permettrait, dès que le calme serait rétabli, on mettait le malade au régime des scrofuleux; *n'empêcherait-on pas presque constamment la maladie de faire des progrès, perdrait-on presque jamais aucun malade, la guérison ne serait-elle pas le cas ordinaire et la mort l'exception?*

RÉPONSE

Aux diverses questions émises dans le cours de ce travail, et d'abord à celle-ci : — Ne serait-il pas facile de prévenir les scrofules et la phthisie?

Les scrofules et la phthisie ne nous viennent certainement que de la manière dont on élève les enfants. S'il y a des scrofuleux et des poitrinaires, c'est entièrement par notre faute; jamais les enfants nourris principalement de viande ne deviendraient scrofuleux; car la nourriture animale, loin d'augmenter la quantité des fluides blancs la diminue; loin de faire engorger les glandes, les fait presque atrophier; favorise le développement du tempérament sanguin, comme nous l'avons déjà dit ; et tous les médecins reconnaissent eux-mêmes déjà, qu'on préserve ainsi ordinairement des scrofules les enfants issus de parents scrofuleux. Jamais ils ne deviendraient phthisiques ; car ce qui empêche le développement des tubercules du cou, empêcherait le développement de ceux du poumon, puisqu'ils sont de même nature. Si les glandes naturellement engorgées chez tous les enfants au moment de la naissance, finissent ainsi par s'engorger davantage chez plusieurs, et par s'abcéder à deux ou trois ans ; si les vaisseaux lymphatiques du poumon, du mésentère, etc., acquièrent la dégénération *tuberculeuse ;* ce n'est que parce que, au lieu de nourrir ces jeunes êtres, comme le voulait la nature, d'aliments ne fournissant presque que du sang, afin de les débarrasser de cette surabondance de fluides blancs qui forme leur constitution, on ne les nourrit que d'aliments produisant des maladies d'engorgement chez les adultes eux-mêmes.

J'insiste sur ce sujet :

On lit ceci dans un ouvrage, entre les mains de tous les élèves, dans le tome XXVIII, du *Dictionnaire de médecine,* p. 232 :

« La première nourriture dont les petits des animaux mammifères font usage après leur naissance, est le lait qu'ils puisent par la succion dans les mamelles de leur mère. Cette nourriture est la seule qui soit appropriée à leurs organes digestifs. Peu à peu, à mesure que ces organes croissent et se fortifient, à mesure surtout que les dents sortent de leurs alvéoles et traversent les gencives, que les mâchoires, par suite du développement des dents, subissent un changement remarquable, et que les organes de la mastication acquièrent ainsi l'aptitude à remplir leurs fonctions, le jeune animal s'essaie à mordre les aliments qu'il voit prendre à sa mère; et vers lesquels son instinct le porte irrésistiblement. Il prélude ainsi au nouveau mode d'alimentation qui doit entretenir son existence pendant tout le reste de sa vie; mais c'est seulement lorsque la première dentition est complète qu'il abandonne entièrement les mamelles de sa mère, qu'il fait uniquement usage de sa nouvelle nourriture à laquelle ses organes se sont peu à peu accoutumés, qu'il est enfin complétement sevré. La condition de l'homme en ce point, comme dans tous les autres points de son existence, qui ne sont point du ressort de son intelligence, est la même que celle de tous les autres mammifères. L'époque naturelle du sevrage est aussi pour lui celle où sa première dentition est achevée. Mais dans le mode d'exécution de nos fonctions, il n'est rien d'absolu : elles peuvent cesser, si je puis parler ainsi, entre de certaines limites, sans que notre existence soit compromise; mais non sans que nous éprouvions quelque souffrance, sans que nous courions quelques risques, quand elles s'éloignent notablement du point que l'on doit regarder comme normal. Les risques augmentent d'autant plus que l'on s'éloigne davantage de ce point. Ces remarques s'appliquent directement à l'allaitement et au sevrage : rarement attend-on, pour sevrer un enfant, qu'il soit arrivé à l'époque fixée par la nature. Rarement aussi voit-on résulter des inconvénients de ce sevrage anticipé, quand il se fait à une époque encore assez rapprochée de ce terme, surtout si l'enfant a été accoutumé peu à peu à sa nouvelle nourriture; mais il n'en est pas de même lorsqu'on sèvre l'enfant à une époque encore voisine de la naissance. Les dangers qu'il court sont d'autant plus grands qu'il est moins âgé; ils sont très-grands surtout quand on lui donne, dès l'instant de sa naissance, une nourriture autre que le lait puisé au sein de sa mère ou d'une nourrice. — Quant à la nature des aliments, je ne crois pas que personne soit tenté de contester que les aliments liquides conviennent exclusivement; mais ce premier point accordé, on n'est pas aussi unanime sur les autres; il est cependant encore assez généralement admis que le lait des animaux, celui surtout qui par ses qualités se rapproche le plus du lait de femme, est préférable aux autres substances, et que, quand on ne peut se procurer qu'un lait beaucoup plus épais que celui de femme, le lait de vache par exemple, il faut le délayer, atténuer ce lait par le mélange d'un liquide plus aqueux; c'est ordinairement une décoction d'orge ou de gruau d'avoine, plus ou moins sucrée, que l'on emploie à cet usage. M. Marin, dans une très-bonne dissertation sur l'allaitement artificiel, préfère une décoction légère de mie de pain de froment : je crois qu'il a raison, et mon expérience est entièrement d'accord avec la sienne sur les avantages de cette pratique. Je pense que la fermentation panaire a

non-seulement combiné plus intimement ensemble les
principes de la farine, mais encore qu'elle leur a fait
subir une altération qui rend leur digestion plus facile.
Je remarque, en outre, que la farine de froment contient plus qu'aucune autre du gluten, substance très-
azotée. Cette utilité d'une nourriture animalisée à un
certain degré n'a pas échappé à un médecin qui a publié sur le sujet qui m'occupe de fort bonnes réflexions.
Son nom ne s'offre pas à ma mémoire, mais ses idées
m'ont paru judicieuses et me sont encore très-présentes.
Il considère que les animaux granivores et herbivores
reçoivent de leur mère une nourriture plus animalisée
que celle dont ils feront usage à leur âge adulte. Les
mammifères nourrissent leurs petits de leur lait, les
oiseaux leur apportent des insectes, ou leur dégorgent
une nourriture déjà animalisée et à demi assimilée par
un commencement de digestion. D'après ces considérations, il veut que l'on ne coupe pas le lait déjà trop peu
animalisé des animaux herbivores, avec un liquide im-
prégné de substances purement végétales; il veut que
l'on emploie à cet usage de l'eau de poulet, ou un liquide chargé de substances animales. Il dit avoir toujours observé de bons effets de ce genre de nourriture.
Je suis assez disposé à adopter sa manière de voir; j'ai
vu plusieurs fois, en effet, des enfants faibles dont
l'estomac s'accommodait beaucoup mieux de légères décoctions de viande que de lait, et une foule de faits de
pratique m'ont démontré que les substances ingérées
dans l'estomac l'irritent bien moins par leur nature
azotée que par leur résistance à la digestion. — La
proportion de liquide que l'on mêle au lait ne peut être

déterminée rigoureusement ; elle doit varier selon la nature du lait, selon l'âge de l'enfant, selon l'état de ses organes digestifs. On commence ordinairement par un tiers de lait de vache, et on en augmente progressivement la quantité. Il est bon de sucrer légèrement la boisson des enfants ; mais il faut se garder de la sucrer trop fortement. Les nourrices sont en général persuadées que le sucre échauffe ; sans entrer dans l'explication de ce qu'il faut entendre par ce mot, je suis porté à croire qu'elles n'ont pas tout à fait tort, et je remarquerai encore que le sucre ne se digère pas toujours facilement. J'ai vu des enfants très-faibles (car c'est par les enfants faibles qu'il faut juger de l'effet des aliments), qui rendaient, sans avoir subi d'altération, l'eau sucrée et les solutions amylacées ou gommeuses qu'on leur donnait à boire ; c'est une remarque qui demande une grande attention dans le traitement des maladies des enfants. Une autre précaution, à laquelle on attache très-certainement plus d'importance qu'elle n'en mérite, est que le lait soit toujours fourni par le même animal. Il faut aussi que le lait soit nouvellement trait, et qu'il n'ait pas bouilli, car le lait bouilli est d'une difficile digestion. — Le lait coupé, ainsi qu'il vient d'être dit, suffit à la nourriture de l'enfant pendant les premiers temps ; mais à une époque plus ou moins rapprochée, suivant que l'enfant manifeste le besoin d'une nourriture plus abondante et plus substantielle, on doit joindre à cette boisson des aliments à demi liquides. La bouillie faite avec la farine de froment et le lait a été pendant longtemps presque l'unique aliment des enfants en bas âge. Depuis que J. J. Rousseau a éloquemment déclamé contre cet aliment, elle a encouru le blâme général, et on a proposé de lui substituer une foule d'autres substances, qui presque toutes ne la valent pas. Un médecin, dont l'autorité en pareille matière est bien au-dessus de celle de J. J. Rousseau, M. Hallé, ne s'est pas laissé aller à cet entraînement général. En effet, de toutes les farines qui servent à la nourriture de l'homme, la farine de froment est celle qui fournit le meilleur aliment; elle est certainement préférable à la fécule de pommes de terre et autres substances purement féculentes, qu'un grand nombre de personnes lui substituent pour faire des bouillies avec le lait. Je sais que beaucoup d'enfants périssent d'indigestion produites par la bouillie de froment mal préparée ou donnée en trop grande quantité. Mais tout autre aliment mal préparé ou donné en trop grande quantité ne produira-t-il pas d'aussi funestes effets?..... Au lieu de ces bouillies on donne souvent aux enfants une panée faite avec de la mie de pain de froment séchée, réduite en farine grossière, et cuite ensuite dans de l'eau, jusqu'à ne plus former qu'une sorte de gelée homogène, à laquelle on ajoute un peu de sucre, et même quelquefois du lait; si on doit substituer un aliment à la bouillie, ce serait celui-là qui me semblerait mériter d'être adopté; mais je ne voudrais pas qu'on fît torréfier cette mie de pain, ni qu'on lui substituât la croûte, qui est déjà torréfiée. Je viens d'en dire les raisons; je fais le même reproche à ces biscottes de Bruxelles, qui sont si prônées pour cet usage par toutes les gardes et même par quelques médecins. Ces substances ont en outre le désagrément d'avoir souvent un goût âcre, rance, fort sensible pour les personnes qui ont le goût un peu délicat ; saveur qui est sûrement due à ce qu'il entre du lait et du beurre dans leur composition. La semoule bien préparée et bien fine me semble réunir toutes les qualités qu'on peut désirer dans les substances qui doivent former ces premiers aliments. A ces aliments on pourra ensuite joindre successivement des panades préparées avec le beurre, des potages faits avec des bouillons de viande légers, des œufs frais cuits à la mouillette, et dans lesquels on émie du pain. Enfin, à mesure que l'enfant se rapprochera de l'époque naturelle du sevrage, on le mettra peu à peu à l'usage des aliments dont devra par la suite se composer sa nourriture. »

On lit ceci dans le *Dictionnaire des sciences médicales*, à l'article enfant-trouvé, concernant le régime de ces enfants :

« Les aliments qu'on donne aux enfants nouveaunés, ont aussi particulièrement fixé l'attention de l'administration, qui s'est fait présenter un régime approprié à leur état. Il a été reconnu que la bouillie et la crême de riz étaient trop nourrissantes pour les enfants que l'on apporte, qui sont presque tous chétifs ; que la crême de pain n'était pas assez substantielle, qu'elle défaisait leur estomac et leur donnait la diarrhée. On leur a substitué la semoule, qui paraît présenter les avantages qu'on en attendait..... Qu'exigent les enfants naissants, dit M. Chaussier qui a prescrit ce régime ? la chaleur, le lait, les boissons douces, légères, nourrissantes et d'une digestion facile. Quand un enfant naissant est apporté à l'hospice, comme le premier objet est de procurer l'évacuation du méconium, au lieu de lui donner de l'eau sucrée, on remplira bien mieux l'objet, en mettant sur quatre onces d'eau, cinq ou six gros de miel, ou sirop de miel, qu'on fera prendre par cuillerées à l'enfant; et lorsqu'il sera nécessaire, on aura recours, d'après la prescription du médecin, au sirop de rhubarbe ou de pêcher. — Quant aux boissons habituelles pour les enfants, on aura du lait pur ou coupé, auquel on ajoutera quelqes grains de sel. — On préparera une décoction de gruau, d'orge ou de mie de pain que l'on fera bouillir dans de l'eau avec de la réglisse concassée; et lorsque la décoction sera passée, on y ajoutera un peu d'eau de fleur d'oranger ou de cannelle, ou d'anis, ce qui remplira le double objet de fournir une nourriture saine et légère, et de soutenir l'action de l'estomac.—On pourra aussi se servir avec avantage de ces décoctions de gruau, d'orge ou de pain pour couper le lait qu'on donne aux enfants. — Pour ceux qui sont plus âgés, et auxquels on donne du vermicelle ou des panades; on y ajoutera, au lieu de sucre, quelques grains de sel; ce sera même un moyen de prévenir ou d'éloigner les affections vermineuses. »

— Ce n'est certainement que parce qu'on nourrit d'aliments aussi peu réparateurs ces jeunes êtres destinés à être nourris de viande, qu'ils deviennent scrofuleux, phthisiques ou rachitiques, qu'il en meurt plus du tiers en trois ans sous le toit paternel, comme on peut le voir dans la table de mortalité de Duvillard, ci-jointe, et qu'on les perd presque tous dans ce même espace de temps, dans les hospices d'enfants-trouvés, comme on peut le voir aussi dans la note ci-jointe de Marc.

TABLEAU

DE

Mortalité en France, d'après Duvillard.

Age.	Personnes.	Age.	Personnes.	Age.	Personnes.	Age.	Personnes.
0	1,000,000	28	451,635	56	248,782	84	15,175
1	767,525	29	444,932	57	240,214	85	11,886
2	671,834	30	438,181	58	231,488	86	9,224
3	624,668	31	431,898	59	222,605	87	7,105
4	598,713	32	424,582	60	213,567	88	5,670
5	583,151	33	417,744	61	204,380	89	4,686
6	573,025	34	410,886	62	195,054	90	3,830
7	565,638	35	404,012	63	185,600	91	3,093
8	560,245	36	397,123	64	176,035	92	2,466
9	555,486	37	390,219	65	166,377	93	1,938
10	551,122	38	383,301	66	156,651	94	1,499
11	546,888	39	376,363	67	146,882	95	1,140
12	542,630	40	369,404	68	137,102	96	851
13	538,255	41	361,419	69	127,347	97	620
14	533,711	42	355,400	70	117,656	98	442
15	528,969	43	348,342	71	108,070	99	307
16	524,028	44	341,235	72	98,637	100	207
17	510,863	45	334,072	73	89,404	101	135
18	513,502	46	326,842	74	80,423	102	84
19	507,949	47	319,539	75	71,746	103	51
20	502,216	48	312,148	76	63,424	104	29
21	496,317	49	304,662	77	55,511	105	16
22	490,267	50	297,070	78	48 057	106	8
23	484,083	51	289,361	79	41,107	107	4
24	477,777	52	281,527	80	34,705	108	2
25	471,364	53	273,560	81	28,886	109	1
26	464,863	54	265,450	82	23,680	110	1
27	458,282	55	257,193	83	19,106	111	0
28	451,635	56	248,782	84	15,175	112	0

Mortalité des enfants trouvés d'après Marc.

Camper rapporte que de cinq mille neuf cent quatre-vingt-neuf enfants recueillis en une année à l'Hôtel-Dieu de Paris, il n'en parvint que huit cent quatre-vingt-quatre à l'âge de cinq ans. Dans une principauté considérable d'Allemagne, et qui, depuis vingt ans, possédait dans sa capitale un hospice d'enfants-trouvés et d'orphelins, on n'a pu élever qu'un seul de ces enfants jusqu'à l'âge adulte. Dans l'établissement de Paris dans les années de 1786 à 1789, cette mortalité offrait la proportion effrayante de quatre-vingt-dix sur cent, tandisque depuis l'an II jusqu'à l'an XIII, elle ne s'est élevée qu'à soixante-quatorze sur cent, et qu'elle s'est même affaiblie plus sensiblement dans les années suivantes. La mortalité à l'hospice de Vienne n'a été en 1806, que de soixante-un sur cent, et en 1807, de cinquante-huit sur cent. Veut-on entrer dans quelques détails sur ces calculs, on trouve, d'après des relevés faits en plusieurs endroits, que la mortalité frappe surtout le premier âge, c'est-à-dire les enfants qui n'ont pas encore atteint un an, et qu'elle décroît ensuite successivement; de manière qu'à l'hospice de Paris, entre autres, les enfants abandonnés qui ont passé la cinquième année courent les chances de vie ordinaire à l'enfance » (*Dict. des sciences médic.*, art. *Enfant trouvé*, t. XII, p. 274-275).

J'ai souvent remarqué, dit M. Guersent, que les enfants mous et faibles pendant qu'ils étaient au sein, reprenaient des forces dès qu'on les mettait à l'usage du bouillon ; j'en ai vu plusieurs qui dépérissaient ainsi dès l'âge de quatre ou cinq mois, pendant que leur mère les allaitait, et qu'ils étaient nourris avec le lait d'une autre femme ou celui de vache, et qui se ranimaient ensuite assez promptement dès qu'on leur donnait les sucs de viande.

Les médecins ne sont pas d'accord, a dit de son côté M. Gardien, sur l'espèce de nourriture qui convient le mieux à l'enfant à l'époque du sevrage. Il en est qui veulent qu'on abandonne l'usage du lait, quelque préparation qu'on lui fasse subir; d'autres, au contraire, proscrivent toute espèce de nourriture animale, comme bouillons, sucs de viande, jusqu'à l'âge de deux ou trois ans, crainte d'exciter la putridité; mais ce serait une grande erreur de s'abstenir de donner des nourritures animales aux enfants d'après cette idée, l'expérience ayant prouvé que cette crainte est tout aussi peu fondée pour les enfants que pour les adultes; il reconnaît avoir vu des enfants à qui on était obligé de donner du bouillon ou une autre nourriture que le lait dès le quatrième ou cinquième jour après la naissance, sans quoi ils ne cessaient de s'agiter et de crier, quelque chose qu'on fît; et parlant de l'habitude qu'ont quelques jeunes villageoises de faire partager leur nourriture à leurs poupons trop voraces en leur mâchant des aliments, il dit, comme Buffon, que cette pratique est peut-être plus dégoûtante que mauvaise.

— Si au lieu de nourrir les enfants de lait coupé avec trois ou quatre parties d'eau, que les enfants sont obligés de prendre tantôt froid, tantôt chaud; de vouloir les nourrir avec de l'eau dans laquelle on a fait bouillir une croûte de pain ; avec du gruau ou de la bouillie ; des aliments plus propres à coller du papier qu'à nourrir des hommes, pour me servir de l'expression d'un médecin, d'Etmuller, je crois, ou de donner pour nourrice à ces infortunés une chèvre, une ânesse, une brebis, on leur donnait, dès qu'ils réclament le sein plus souvent qu'à l'ordinaire, tout simplement des aliments mâchés par la mère (ceux-là étant les plus faciles à digérer), ensuite du bouillon, des jus de viande, des potages gras, de la viande dont on sépare les fibres qu'on dépose sur les lèvres de l'enfant, et qu'il avale bientôt avec une extrème dextérité ; si on les élevait ainsi, disons-nous, avec prudence, *il n'y aurait jamais des scrofuleux, ni des poïtrinaires, ni même des rachitiques.* Ayant cherché, en effet, pendant plus de quinze ans si je trouverais des scrofuleux et des phthisiques parmi les enfants respirant un bon air et bien nourris, je n'en ai jamais trouvé ; ayant fait nourrir de bonne heure de substances animales tous les enfants menacés de ces maladies qui se sont présentés à moi depuis que je m'occupe de ce sujet, et observé tous ceux qui ont été traités de la même manière par d'autres médecins, je n'ai vu que ceux qui ne suivaient pas le régime en être atteints. Ayant examiné aussi pendant tout ce même espace de temps si je trouverais des rachitiques parmi les hommes bien nourris dans leur enfance, je n'en ai jamais trouvé. — *Et en quoi consiste le rachitisme chez les enfants au fait ?* Dans un défaut de consolidation des os encore cartilagineux, qui se sont déformés par l'effet du poids du corps ou par la traction des muscles. — *Comment se fait l'ossification, d'après tous les auteurs ?* Je les laisse parler :

« On a émis un grand nombre d'opinions sur la cause de l'ossification ; mais toutes ne reposent que sur des hypothèses plus ou moins ingénieuses. Ce qu'on sait de positif à cet égard, c'est que le développement des vaisseaux dans le cartilage précède toujours l'ossification, et qu'il diminue à mesure que cette dernière fait des progrès (OLLIVIER, *Dict. de méd.*, art. *Os*, p. 478). » — Le fœtus est composé dans les premiers temps de la vie d'une substance gélatineuse parcourue par des vaisseaux sanguins et dépourvue de solidité. Les os sont à peine cartilagineux ; ils se développent successivement, mais leur flexibilité, leur mollesse élastique restent les mêmes, jusqu'à ce qu'un point rouge se fasse apercevoir dans leur substance, et soit le précurseur de l'ossification. Toujours, et on peut l'observer dans les ossifications accidentelles, le sang artériel pénètre le tissu et peut y être vu avant que le phosphate de chaux y soit éeposé. L'énergie de l'ossification naturelle est constamment liée au développement et à la force d'action du système sanguin ; ses progrès sont d'autant plus rapides que le sang est plus riche et plus abondant, que le cœur est plus vigoureux et les artères plus amples ; elle languit, au contraire, et s'arrête lorsque le sujet reste mou, abreuvé de liquides blancs, ou que les matériaux nutritifs sont en trop faible quantité ou impropres à la nutrition. Ces faits sont tellement susceptibles de démonstration, qu'il est possible d'accélérer ou de ralentir presque à volonté la consolidation osseuse chez les jeunes sujets en variant leur régime, en les transportant des lieux bas, humides et privés de l'influence solaire, dans des situations opposées (*Dict. des Sc. méd.*, t. 50, p. 348). »

Si on donnait aux enfants les aliments que la nature leur destinait, ne les préserverait-on pas du rachitisme?

Les notes suivantes sur l'époque à laquelle se manifeste cette maladie, sur quels individus, sous l'influence de quelles conditions hygiéniques, sur les altérations qu'on remarque dans leurs corps, sur les moyens qui ont le mieux réussi dans son traitement jusqu'ici ; l'opinion de plusieurs auteurs sur sa cause, contribueront, au reste, plus que tous mes raisonnements, à fixer sur cette question si on veut prendre la peine de les lire. Il sera ensuite encore extrêmement facile à tout le monde de voir parmi les enfants qui nous environnent quels sont ceux qui sont scrofuleux, bossus ou poitrinaires, si ce sont les enfants bien nourris depuis leur bas âge ou les autres ; quels sont mêmes ceux qui ont des croûtes à la figure, à la tête, des suintements derrière les oreilles.

NOTES SUR LE RACHITISME.

« On observe le plus ordinairement cette maladie dans l'enfance, et rarement chez les adultes. Cependant Morand (*Académie des sciences* 1753) cite un exemple de ce dernier cas. On dit même que le rachitis peut atteindre le fœtus dans le sein de sa mère ; mais l'époque la plus ordinaire à laquelle se développe cette maladie est l'âge de six mois, huit mois et deux ans (Samuel Cooper, *Diction. de chir. prat. trad. fr.* art. *Rachitisme*).

— Le rachitisme est une maladie presque particulière aux enfants (J. L. Petit, *Mal. des os*, t. II, p. 519).

— Le premier âge est sans contredit le plus favorable à son apparition, du moins à partir de l'époque du sevrage ; sur vingt enfants, M. Rufz en compte treize attaqués avant l'âge de deux ans et demi, quatre à trois ans, deux à cinq ans, et un seul à onze (Dugès, *Dict. de méd. et de chir. prat.*, art. *Rachit.*, p. 86).

— Cette maladie se manifeste ordinairement depuis l'âge de six à dix mois jusqu'à trois ou quatre ans ; cependant ou a vu des enfants venir au monde avec des symptômes évidents de rachitis ; on a vu cette maladie se développer avant et après l'âge de l'adolescence, chez les adultes et même chez les vieillards ; mais ces derniers faits sont extrêmement rares (Boyer, *Mal. chirurg.*, t. III, p. 615).

— La nouure ne se déclare qu'après le septième ou le huitième mois, et les enfants en sont rarement attaqués après la seconde, ou au plus tard après la troisième année, s'ils n'en ont éprouvé auparavant aucune atteinte : c'est entre ces deux termes qu'ils se nouent, c'est-à-dire que leurs articulations grossissent, et qu'il se forme à l'union des cartilages des côtes avec les vertèbres, aux poignets, aux malléoles, aux genoux, des tubérosités semblables à celles qui se forment dans les branches d'arbres; c'est à raison de ces nodosités que présentent les épiphises des articulations que l'on dit en France que les enfants atteints de cette variété du rachitis sont noués (GARDIEN, *Mal. des enfants*, p. 175).

— De même que les scrofules, le rachitis se manifeste le plus ordinairement dans les premiers temps de la vie, et spécialement depuis la naissance jusqu'à la sixième ou dixième année (LEPELLETIER, ouvrage cité, p. 87).

— D'après les relevés de M. J. Guérin, sur trois cent quarante-six cas de rachitisme, l'influence de l'âge s'est manifestée de la manière suivante :

Rachitiques avant la naissance. . . :	3 ;
Dès la première année . . . . :	98 ;
la deuxième. . . . . . :	176 ;
la troisième	35 ;
la quatrième	19 ;
la cinquième . . . . . :	10 ;
De six à douze ans . . . :	5 ;

Total : 346 , dont 148 garçons et 198 filles (FABRE, *Dict. des dict. de méd. franc. et étr.*, art. *Rachitisme*, p. 627).

— Le rachitis ne paraît guère avant que l'enfant soit parvenu à l'âge de neuf mois, et il est rare qu'il commence quand l'enfant a atteint deux ans (CULLEN, *Méd. prat.*, p. 593).

— Le rachitis règne plus particulièrement dans les lieux humides (PINEL, *Nosogr. phil.*, t. III, p. 392).

— Le rachitisme est fort commun dans les pays dont la température est froide et humide ; on le voit souvent en Angleterre, en Hollande, dans les contrées du Bas-Rhin, dans certaines parties de la France... On le voit rarement dans les pays méridionaux et dans les contrées du Nord. Ceux des habitants des grandes villes qui en sont affectés habitent ordinairement des lieux mal aérés et humides... Une nourriture grossière, malsaine, et en même temps l'habitation dans des lieux humides, sont des circonstances qui favorisent la naissance des causes du rachitis pendant les premières années de la vie... On a observé spécialement le rachitis chez les enfants dont le tempérament est lymphatique et nerveux, chez ceux qui sont nés de parents affectés de scrofule, ou dont la constitution est faible (*Dict. des sc. médic.*, art. *Rachitisme*, t. LXVI, p. 608).

— Il m'a paru, en rapportant, autant qu'il m'est possible, la maladie dont les enfants sont affectés à l'état des parents, qu'elle était le plus communément due à une certaine faiblesse, et assez fréquemment à une disposition scrofuleuse de la mère (CULLEN, ouvr. cité, p. 594).

— Quand les enfants deviennent rachitiques chez les nourrices, il m'a paru que le rachitis était produit lorsqu'elles donnaient aux enfants une grande quantité de lait très-séreux, et qu'elles continuaient à les allaiter plus longtemps que de coutume (*Idem*).

— On a observé qu'une maladie antérieure de longue durée, surtout les diverses espèces de fièvres intermittentes , que l'habitation dans des lieux bas et humides, une mauvaise nourriture, une éducation physique vicieuse, l'allaitement trop prolongé, la répercussion de la sécrétion muqueuse connue sous le nom de croûte de lait, la suppression soudaine de la teigne, des dartres etc., la présence des vers, une dentition pénible, et surtout accompagnée de convulsions, favorisent plus ou moins le développement du rachitis, et coïncident avec son apparition (BOYER , *loc. cit.*).

— Au nombre des causes prédisposantes on a pu placer avec quelque apparence de raison le sexe féminin ; ainsi , M. Dufour regarde-t-il les déformations du rachis comme étant dans la proportion de quinze chez les filles, pour une chez les garçons ; et M. Marjolin va-t-il jusqu'à établir cette proportion dans les termes de vingt à un (DUGÈS, *Dict. de méd. et de chir. prat.*, art. *Rach.*, p. 86).

— Parmi les causes efficientes les plus puissantes dans la production du rachitis, on a généralement placé l'affection scrofuleuse. Ce qu'il y a de commun à l'une et à l'autre affection, c'est de naître sous l'influence de causes longuement débilitantes comme un allaitement irrégulier , insuffisant, le lait d'une nourrice devenue enceinte, un sevrage prématuré ou, au contraire, trop tardif, et l'usage d'aliments peu nourrissants ou de mauvaise nature, l'habitation de lieux humides, obscurs, froids et mal aérés. Dans la classe aisée nous avons vu des enfants se nouer parce qu'on abusait des bains tièdes ou parce que dans des maladies aiguës plus ou moins répétées, on avait indiscrètement insisté sur les évacuations sanguines (DUGÈS, *loc. cit.*, p. 88).

— Brouzet nomme, avec raison, le rachitis les écrouelles des pays froids; en effet, le rachitisme que les auteurs décrivent comme primitif et sous le nom de rachitisme de la première enfance, depuis Glisson et Mayou, qui en ont donné les premiers une description exacte et étendue au xviie siècle, est toujours le résultat d'une affection antécédente et principalement des scrofules; il dépend toujours de l'affaiblissement des forces, uni à une irritabilité désordonnée du système lymphatique, qui, par une disposition innée, ou à la suite de quelque cause accidentelle, porte plus spécialement son influence sur la fonction qui a pour but d'assurer l'ossification. La nature des phénomènes propres au rachitis ne permet pas de douter qu'il ne soit qu'un mode particulier du développement de la constitution scrofuleuse. Que l'on consulte tous les auteurs qui ont traité de cette maladie, on verra qu'ils enseignent unanimement que l'on doit craindre la nouure chez les enfants lorsque leur peau est molle, blafarde, leur abdomen volumineux; que leur tête est grosse et la mâchoire inférieure plus large que de coutume; s'ils ont les yeux bleus, humides et ternes; si les glandes du cou et des aînes sont engorgées; si les articulations du poignet et du coude, celles du pied et du genou sont plus grosses que dans l'état naturel : peut-on méconnaître à ces caractères une constitution scrofuleuse bien prononcée? Quand on examine attentivement, il est facile de s'apercevoir que les enfants qui deviennent rachitiques ont présenté auparavant des traces manifestes de l'existence des scrofules : l'affection des glandes lymphatiques précède toujours ou accompagne celle des os. Les

scrofules et le rachitis sont deux maladies de même nature et qui ne diffèrent que par le siége des parties in-
téressées et par le degré : le rachitis exige seulement
plus de persévérance dans l'emploi des moyens curatifs,
et laisse moins d'espoir de guérison, parce que la maladie a fait des progrès. L'ouverture des cadavres des
enfants rachitiques montre que les glandes lymphatiques sont engorgées ; celles du mésentère et du poumon
sont remplies de concrétions plus ou moins épaisses
(GARDIEN, *loc. cit.*, p. 514).

— La nouure n'attaque que les enfants faibles ; ceux
qui habitent des maisons humides et malsaines, des
rues étroites et obscures, des quartiers mal percés en
sont souvent affectés. C'est à cette cause, ainsi qu'au
défaut et à la mauvaise qualité de la nourriture, qu'on
doit attribuer la plus grande fréquence du rachitis chez
les pauvres que chez les riches (GARDIEN, p. 517).

— Les rapports entre le rachitis et le scrofule sont,
dans beaucoup de cas, si multipliés, que plusieurs auteurs n'ont point hésité de regarder le rachitis comme
symptôme, comme un épiphénomène du scrofule. Ces
deux maladies se voient dans les mêmes circonstances ;
elles attaquent l'homme aux mêmes époques de la vie,
elles sévissent dans les mêmes lieux ; toutes deux dépendent ordinairement de l'habitation dans des lieux humides, bas, mal sains, d'une alimentation grossière ;
elles ont pour symptômes communs : la sécheresse, la
lividité de la peau, le météorisme de l'abdomen, l'engorgement des glandes lymphatiques, spécialement de
celles qui sont renfermées dans la cavité abdominale ;
la flaccidité des muscles et du tissu cellulaire, l'amai-

grissement toujours croissant; enfin la méthode de traitement qui réussit le plus contre l'une, est aussi celle qu'on peut opposer à l'autre avec le plus d'avantage. Un grand nombre des individus qui ont la maladie de pott, qui n'est autre que ce qu'on appelle rachitis, sont évidement scrofuleux. M. Richerand voit dans le rachitis un symptôme du scrofule; Pujol a professé la même doctrine. Il dit que si l'on suit et compare ces deux maladies dans tous leurs états, on est frappé de leur singulière analogie, et que, quelle que soit la disparité des symptômes qu'elles présentent, on est forcé de reconnaître le même virus, qui se porte, dans des circonstances déterminées, tantôt sur les os, tantôt sur les glandes, en produisant des modes d'altération relatifs à chacun de ces organes (*Dict. des sc. méd.*, art. *Rachitis*, p. 595).

— Au rapport de Tissot, les personnes qui se sont livrées de trop bonne heure ou avec excès aux plaisirs de Vénus, voient souvent leurs enfants périr rachitiques. Ceux qui ont été souvent atteints de maladie syphilitiques; ceux qui ne sont devenus pères que dans un âge avancé, qui sont attaqués de quelque maladie chronique qui les consume, ont aussi souvent le désagrément de voir leurs enfants devenir rachitiques (GARDIEN, *loc. cit.*, p. 518).

— Tous les sujets affectés d'ostéomalaxie (rachitisme) offrent en même temps le tableau plus ou moins complet des symptômes qui caractérisent la constitution strumeuse;

Les causes prédisposantes et efficientes de l'une et de l'autre de ces maladies sont absolument les mêmes, dans leur nature et leur mode d'action ; enfin le rachitis est héréditaire ainsi que les écrouelles, et sous l'influence des mêmes circonstances relativement aux parents, comme le pensent la plupart des bons observateurs, et comme le prouvent un grand nombre d'observations (LEPELLETIER, ouvr. cité, p. 86).

— Dans le grand nombre des individus morts évidemment rachitiques, on trouve constamment des engorgements dans les ganglions, et des tubercules, soit dans l'abdomen, sur le mésentère spécialement ; soit dans la poitrine, dans les médiastins, et plus particulièrement dans les poumons (Même ouvr., p. 99).

— Tous les viscères tels que le foie, la rate, etc., croissent considérablement chez les rachitiques... et je crois avoir observé que ceux qui avaient paru disposés à cette maladie dans leur enfance, étaient particulièrement sujets aux embarras et aux obstructions des viscères du bas-ventre (BOSQUILLON, *Ouvr. de Cullen*, p. 595).

— La dentition est lente, ou se fait beaucoup plus tard que de coutume ; les dents qui sont sorties, noircissent facilement, et elles tombent fréquemment peu de temps après (CULLEN, p. 593).

—Le sang paraît être très-communément, chez les rachitiques, dans un état de fluidité plus considérable que de coutume, tant pendant la vie qu'après la mort (Même ouvr., p. 596).

—Le traitement propre à prévenir et à guérir le rachitis commençant consiste en grande partie dans les soins hygiéniques. Il est le même que pour les scrofules ; aucune méthode de traitement ne peut dispenser de leur observation (GARDIEN, *loc. cit.*, p. 525).

— Deux ordres de modificateurs se présentent dans le traitement du rachitisme, les uns agissant sur la vitalité des organes ; les autres purement mécaniques, applicables sur les membres déviés, pour prévenir leur difformité, mais surtout pour la corriger. Dans la première catégorie se présentent tous les remèdes, et principalement les mesures hygiéniques fortifiantes (V. *Scrofule*). Dans la seconde, sont les puissances orthopédiques que nous avons étudiées dans d'autres articles (FABRE, *loc. cit.*, p. 628).

— Le rachitisme est du nombre des maladies qu'il est possible de prévenir, puisqu'il est parfois héréditaire ou du moins commun à tous les frères et sœurs d'une même famille. Il est alors avantageux de chercher à le prévenir, et c'est ce qu'on fait dès les premiers instants de la vie. En cas pareil, on confiera l'enfant à une nourrice robuste, accouchée depuis plusieurs mois, brune et sanguine : autant que possible, on la surveillera attentivement, et si c'est la mère qui s'est décidée à nourrir, elle devra au moins cesser l'allaitement au moindre soupçon de grossesse. On donnera d'assez bonne heure quelques aliments tirés du règne animal à l'enfant (soupes grasses), et l'on continuera ce régime et l'allaitement ensemble jusqu'au terme de quinze à dix-huit mois ; par-delà, le lait devient plus nuisible qu'utile au nourrisson. C'est aussi au règne animal qu'on empruntera principalement, mais non exclusivement, la nourriture de l'enfant en bas-âge ; l'eau vineuse sera sa boisson ordinaire, on aura soin que l'exercice en plein air ne soit pas négligé ; la promenade au soleil, l'habitation à la campagne seront préférées, et plus tard la gymnastique sera d'un usage recommandable. On évitera également l'excès dans l'épaisseur des vêtements et le système d'endurcir forcément les enfants au froid ; le coucher sera dur et la durée du sommeil modérée ; les études ne seront point soutenues avec une assiduité fatigante au moral et stupéfiante au physique ; on s'occupera d'abord du corps et plus tard de l'esprit. C'est surtout dans les convalescences de maladies aiguës ou sub-aiguës, de la coqueluche, de la rougeole, etc., qu'on insistera sur les fortifiants pris surtout dans les hygiéniques. — Quand le rachitisme est à son début ou peu ancien encore, il peut être arrêté, avons-nous dit ; il faut donc se hâter d'employer un traitement curatif. Toutefois, ce n'est pas dans le moment de la fièvre et des douleurs qu'on doit commencer l'emploi des toniques... Mais dès que cette courte période est passée, le régime fortifiant peut être appliqué dans toute son énergie. Exercice fréquent, insolation modérée, air sec et libre, diversion de gaîté, coucher sur des paillassons de fougère, de feuilles de chêne, de varec, bien desséchées, nourriture animale, viandes faites et rôties, gibier même, vin pur, pris avec modération, usage modéré des fruits et des légumes ; voilà pour la diététique (DUGÈS, *loc. cit.*, p. 96 et suiv.).

— Rien de surprenant si la plupart des rachitiques ont en même temps des ophthalmies, des ganglites, des abcès froids, etc ; c'est là le cortége de l'affection scrofuleuse au grand complet (DUBOIS d'Amiens, ouvr. cit., art. *Rach.*, p. 439).

— *Causes.* Elles sont déjà connues et peu nombreuses : elles consistent presque uniquement dans la respiration d'un air qui n'est pas suffisamment renou-velé , et dans l'habitude de vivre dans des lieux bas , humides , mal éclairés et privés d'air. Voilà tout (Même ouvr., p. 439).

— M. Guersent est dans l'erreur quand il dit que cette maladie peut se développer spontanément. Jamais ceci ne peut arriver , et je puis affirmer que tous les cas de rachitisme, sans exception, ont reconnu une cause incontestable , l'habitation prolongée dans des lieux mal aérés , mal éclairés , humides; je défie qu'on me cite un seul fait contraire (*Idem*).

— A ne consulter que les auteurs qui ont écrit sur l'affection rachitique , on croirait que cette maladie comprend essentiellement les symptômes les plus divers, les plus incohérents , et que la marche en est toujours inexplicable ; on vous donne, en effet. pour symptômes, l'accélération des battements du cœur, l'agitation gé-nérale, l'insomnie, les urines claires ou chargées d'un sédiment blanchâtre , et puis enfin quelques difformités osseuses. Ce n'est pas ainsi qu'il fallait procéder (*Idem*, p. 440).

— Le rachitis affecte plutôt les enfants que les adul-tes et les vieillards ; et surtout les enfants des pauvres; parce que ces petits malheureux sont presque toujours confinés dans des demeures obscures et mal aérées , tan-dis que les adultes n'y passent que les nuits , et que, d'ailleurs , leur constitution, qui ne puise plus au de-hors des éléments d'accroissement , résiste mieux aux causes d'insalubrité. On a remarqué que, passé deux, trois ans , les enfants ne sont plus que rarement atteints, et ceci se conçoit parfaitement , puisqu'ils marchent seuls alors , et qu'enfin ils sortent et vont respirer un air plus pur. —Il est rare que tout le système osseux soit affecté ; en général les lésions portent d'abord sur les os longs, et plus spécialement sur ceux qui sont chargés du poids du corps ; ainsi , les os de la jambe commencent les premiers à se courber , et cette courbure se fait le plus souvent en dedans et en avant : les fémurs , privés de leur solidité ordinaire, sont arqués, soit en dedans, soit en arrière , de sorte que les enfants attaqués de cette maladie sont obligés de jeter fortement les jambes en dehors en marchant ou en courant. — Quelquefois, souvent même, le rachitisme borne là ses effets ; et même dans beaucoup de cas, sauf quelques indices généraux assez légers, de scrofules, il n'y a pas autre chose qu'une courbure plus ou moins prononcée des os de la jambe. On voit, dans les grandes villes, un grand nombre de petits malheureux courir ainsi en clochant et en décrivant des demi-cercles. Chez la plupart la courbure a lieu au-dessus des malléoles ; les tibias forment une saillie très-prononcée en avant ou en dedans ; il arrive fréquemment qu'une jambe est beaucoup plus courbée que l'autre ; dans tous les cas, il y a ramollissement des extrémités inférieures , presque tous les enfants ont un ventre énorme, et des ophthalmies chroniques. — Les os des bras peuvent aussi , quoique plus rarement, être affectés de ramollissement, et par suite se courber, non plus sous le poids du corps , comme ceux de la jambe, mais sous l'influence de contractions musculaires ; ils sont ordinairement courbés dans deux sens opposés, en dedans ou en avant : mais cette déforma-

tion des os longs n'a pas lieu seulement suivant leur
direction ; elle altère leurs contours ; de cylindriques
qu'ils étaient, ils deviennent comme aplatis et com-
primés. — Après l'inflexion des os des membres, arrive,
dans l'ordre de fréquence, celle du rachis ; c'est même
par suite des affections de la colonne vertébrale que
cette maladie a reçu le nom de rachitisme. Cette partie
du squelette offre naturellement plusieurs courbures
assez prononcées ; lorsque elle vient à éprouver des ra-
mollissements, elle peut en offrir de nouvelles, soit
d'avant en arrière, soit latéralement... Les côtes, le
sternum et quelquefois les os du bassin se déforment ; à
leur tour les os du crâne. — J'ai dit qu'on cite à
peine quelques cas dans lesquels la totalité du squelette
ait éprouvé des altérations : presque toujours, en effet,
les lésions sont partielles, et on peut les traiter avec
beaucoup de succès. C'est donc une erreur de prétendre
que le pronostic de cette maladie est toujours très-
grave, à moins que, pour justifier cette assertion, on
ne donne, comme symptôme du rachitisme, des lésions
dans les autres appareils, lésions qui peuvent coïncider,
avoir même des rapports naturels avec lui, mais qui
sont néanmoins bien distincts (*Idem*, p. 444). —
Le traitement du rachitisme, pour nous, n'est pas un
mystère ; nous le connaissons déjà, puisque nous
sommes convaincus que les os ne se ramollissent ainsi
que sous l'influence de l'habitation dans des lieux bas,
obscurs, humides, et surtout mal aérés. — Ceux qui
pensaient que dans cette maladie il fallait faire ingérer
aux malades des sels calcaires, croyaient agir très ra-
tionellement ; ils se fondaient sur ce que les os sont en-

tièrement privés de phosphate de chaux chez les rachitiques ; mais ils auraient du savoir que si les os sont privés de cette partie de leurs éléments organiques, ce n'est pas parce qu'ils n'en trouvent pas dans les matériaux de l'économie, c'est parce qu'ils ne savent plus se les approprier... Ce n'est pas de la chaux qu'il faut donner à ces malades. (*Idem*).

— Le temps et l'expérience ont fait justice d'une foule de remèdes que des opinions erronées et exclusives ont successivement fait adopter et préconiser par certains praticiens, comme doués de propriétés anti-rachitiques incontestables. C'est ainsi que les préparations dans lesquelles entrent le soufre, le mercure, le fer, l'antimoine, les alcalis, les amers, les anti-scorbutiques, et à l'extérieur les frictions excitantes, les bains fortifiants, les rubéfiants, etc, ne sont plus employées contre le rachitisme que comme toniques généraux, et par conséquent pour remplir les indications secondaires, ou pour détruire quelque complication qui en exige l'emploi : le temps et l'expérience ont également proclamé l'inutilité de l'administration à l'intérieur du phosphate de chaux, que quelques praticiens, fondés sur une théorie toute chimique, avaient conseillé, dans l'intention de rendre à l'économie, et en particulier aux os, cette substance dont la perte est évidente, et qu'on retrouve souvent en très-grande proportion dans les urines du malade. Aujourd'hui le traitement du rachitisme simple et exempt de complications se compose à peu près uniquement de moyens purement hygiéniques. Ainsi, l'habitation dans un lieu élevé, sec et exposé au midi, au milieu d'un air pur ; une alimentation saine et substantielle, composée principalement de viandes grillées et rôties et de bouillons gras ; des vêtements de flanelle ; des frictions sur la peau, etc. ; en un mot, l'usage bien dirigé de tous les agents qui sont du domaine de l'hygiène en constituent les principales bases. (ROCHE, SANSON ET LENOIR , *Pathol. méd. chirug.* t. II, p. 354). »

Réponse à cette seconde question : — Ne guérirait-on pas constamment les écrouelles en les traitant presque uniquement par des moyens hygiéniques?

Toujours, certainement, on guérirait cette maladie chez les enfants à la mamelle en leur appliquant un exutoire quand ils sont très-gras; en les laissant dans tous les cas téter fort peu ; en les nourrissant d'aliments principalement puisés parmi les substances animales, mâchés par les nourrices ; en leur donnant pour boisson de l'eau vineuse; les faisant coucher sur un lit de fougère dans l'appartement le plus sec de la maison ; en les faisant frictionner tous les jours, de la tête aux pieds, avec la paume de la main pendant quelques minutes, ou laver de temps en temps avec de l'eau tiède et du vin ; porter au soleil toutes les fois

que le temps le permet, et en ayant soin de
les tenir un peu plus chaudement que les autres enfants quand il fait froid. — Toujours on
la guérirait encore facilement chez les enfants
plus âgés si, après leur avoir appliqué, comme
nous l'avons déjà recommandé, un exutoire s'ils
sont très-gras, ou les avoir purgés, on ne leur
laissait manger que peu de pain, on les nour-
rissait de viande, d'œufs, de poisson, de substances animales enfin, on les faisait livrer à
l'exercice au grand soleil, et pour hâter la
guérison on avait recours le matin et le
soir à quelques-unes des préparations d'extrait de feuilles de noyer, ou après le repas
à quelques cuillerées de vin amer de gentiane ou
de quinquina. — Tout comme les enfants on
guérirait les adultes sans les obstacles que l'on
rencontre souvent dans le lieu qu'habite le malade, dans sa position de fortune ou dans son
obstination à ne vouloir pas changer sa manière de vivre, *et il n'y a aucune maladie dont
le médecin puisse aussi bien répondre de triompher.* Si les maisons dans lesquelles on recevait
ces malades ont porté jusqu'à la fin du dernier
siècle le nom d'hôtels ou hôpitaux des incura-
bles; si on n'a pas pu, jusqu'à nous, guérir ces
infortunés, *c'est qu'on les a toujours traités par
des moyens absurdes,* comme nous avons vu,
que, si on consulte Pline, un des auteurs les plus

savants du premier siècle de notre ère, qui a
réuni dans ses œuvres les recettes des médecins
de son époque ou des temps qui l'avaient précédé, on y lit : « On emploie contre les écrouelles
ulcérées le sang de belette, et l'animal même
cuit dans du vin ; mais non quand elles ont été
entamées par le fer du chirurgien. Prise en nourriture, elle fait encore le même effet, à ce qu'on
dit, ou bien après l'avoir brûlée au feu de sar-
ment, on amalgame sa cendre avec du sain-
doux. On pend au cou du malade un lézard
vert, et on le change au bout de trente jours.
Quelques-uns gardent le cœur de cet animal
dans une petite boîte d'argent pour les écrouelles
des femmes. Les vieux limaçons et ceux principalement qui s'attachent aux arbres fruitiers,
pilés avec leurs coquilles, font un bon liniment
pour le même mal ; on y applique aussi de la
cendre d'aspic avec du suif de taureau ; de la
graisse de serpent mêlée avec de l'huile. On les
frotte encore avec de la cendre de serpent et de
l'huile ou de la cire. Il n'est pas moins bon,
pour les écrouelles, de manger de la chair de
ces serpents, entre queue et tête, après en
avoir coupé les extrémités des deux côtés ; ou
d'en avaler la cendre, après les avoir calcinés
dans un vaisseau de terre neuf : ceux qu'on a
tués entre deux ornières ont beaucoup plus de
vertu que les autres. On conseille aussi de se

frotter avec un grillon tiré de son trou avec la terre qui l'environnait; d'appliquer sur ces maux de la fiente de pigeon, seule, ou délayée dans du vinaigre avec de la farine d'orge ou d'avoine; de les frotter avec de la cendre de taupe et du miel; d'autres, après avoir écrasé le foie de cet animal entre leurs mains, en frottent le mal, et laissent subsister pendant trois jours cet enduit, sans l'enlever par l'ablution. On assure aussi que son pied droit est un remède pour les écrouelles... On appelle taureaux certains scarabées terrestres qui ressemblent à la tique du bétail, et dont le nom vient des petites cornes qu'ils ont à la tête; d'autres les nomment poux de terre. On frotte les écrouelles et maux semblables avec la terre que ces animaux ont fouillée : on est ensuite trois jours sans détacher cet enduit par l'ablution, et ce remède sert pour un an. En un mot, on leur attribue toutes les propriétés que nous avons rapportées des grillons. Quelques-uns font le même usage de la terre remuée par les fourmis; d'autres attachent au col du malade autant de vers de terre qu'il a d'écrouelles, et elles se dessèchent en même temps que les vers; d'autres encore, pour guérir les écrouelles, coupent une vipère comme nous l'avons dit, vers le lever de la canicule, en brûlent la chair entre queue et tête, et en font prendre en boisson la cendre pendant vingt-et-un jours , à la dose d'une bonne pincée chaque prise. Enfin, quelques-uns entourent les écrouelles d'une bandelette à laquelle a été auparavant attachée une vipère qu'on a tenue ainsi suspendue jusqu'à ce qu'elle fût morte. Ils se servent aussi des cloportes, en y ajoutant une quatrième partie de térébenthine; et ils prescrivent d'employer ce remède pour toutes sortes de tumeurs ou d'abcès » (PLINE, liv. XXX, p. 197, in-4°.) — *C'est que* sous François Ier, siècle déjà brillant après tant de siècles de ténèbres, on écrivait naïvement touchant le traitement des écrouelles :

Hispanos inter , sanat rex Chæradas, estque
    Captivus superis gratus ut antè fuit :
Indicio tali , regum sanctissime , qui te
    Arcent , invisos suspicor esse Deo :

que sous Henri III, il fut question d'élever un hôpital où le roi irait toucher les scrofuleux ; que M. Baumes conseillait encore, en 1803 , *le bouillon de vipères et les vers luisants* contre cette maladie , et qu'il n'est pas possible d'obtenir un résultat quelconque par de pareils moyens.

Réponse à cette troisième question : — Ne guérirait-on pas presque toujours la phthisie en la traitant à peu près comme les écrouelles?

Presque toujours on guérirait aussi la phthisie, on arrêterait au moins ses progrès, en la traitant à peu près comme les scrofules.

Nous entrons dans quelques détails :

Qu'avons-nous prouvé d'abord, en effet, relativement à cette maladie? Que, comme les écrouelles, *elle est due uniquement à des tubercules ;* qu'elle se manifeste au même âge, chez les individus de la même constitution, sous l'influence des mêmes conditions hygiéniques.

Que venons-nous de voir relativement au développement de ces tubercules? *Qu'ils se montrent d'abord* au sommet des poumons sous la forme de petits corps blanchâtres, demi transparents; *qu'ils demeurent ainsi indolents* pendant un temps plus ou moins long, deviennent ensuite plus volumineux, se ramollissent du centre à la circonférence, suppurent isolément ou en se réunissant ; *qu'il s'en développe alors d'autres,* ou dans les poumons, ou dans d'autres parties du corps, *dans les intestins , le mésentère ,* par exemple.

— Que disent à leur tour des tubercules extérieurs les médecins qui se sont occupés des scrofules?

« *Ordinairement placés sous le maxillaire inférieur* , les engorgements cervicaux y forment quelquefois une sorte de collier par leur succession. Ils se développent aussi très-fréquemment *sur les parties latérales du col* dans les enfoncements celluleux et intermusculaires. *D'abord peu volumineux* , roulants sous le doigt qui les presse , mobiles et lâchement unis aux parties ambiantes, *durs , indolents,* de telle manière que souvent ils sont déjà très-développés lorsqu'on s'aperçoit de leur présence , *ils peuvent demeurer stationnaires pendant plusieurs années* et sans aucun changement dans la coloration ni la texture de la peau qui les recouvre , disparaître ensuite par une résolution insensible ; ou bien se ramollir *du centre à la circonférence* , présenter une fluctuation bien déterminée avec rougeur, amaigrissement et ulcération de la peau ; suppurer pendant quelque temps, disparaître enfin en laissant une cicatrice blanche , enfoncée, irrégulière, ridée, difforme et indélébile. La suppuration ne s'établit pas *en même temps* dans tous ces engorgements, mais les affecte ordinairement *d'une manière successive, et à des intervalles plus ou moins longs.* Cette observation n'avait point échappé à Van Swieten : *Vidimus autem in strumis tumores collum occupantes per plures menses, imo annos hærere antequam sup-*

purari incipiant, tunc quidem ex his tantùm suppurantur, non vero omnes simul : prætereà satis est observatio in strumosis similes tumores viscera obsidere. » (LEPELLETIER, ouvr. cité, p. 139.) — « Le premier et le plus commun de tous les symptômes caractéristiques de la maladie scrofuleuse est la tuméfaction des glandes lymphatiques. *Elles sont d'abord petites*, mobiles sous le doigt, élastiques, sans douleur et sans changement de couleur à la peau. *Celles des régions latérales du cou et de la partie postérieure* sont ordinairement les premières à ressentir l'influence du vice scrofuleux... *Un peu plus tard*, et quelquefois plus tôt, les glandes axillaires se tuméfient à leur tour, *puis* viennent celles des aînes, et, dans quelques cas, celles de tout le corps. — Peu à peu, leur volume et leur consistance augmentent; l'engorgement gagne les parties ambiantes, et c'est ainsi qu'elles perdent la mobilité dont elles jouissaient. *Il est rare qu'une seule glande s'affecte :* la contagion s'étend ordinairement à plusieurs; souvent, même elles se confondent et forment une tumeur énorme ou se réunissent sans se confondre, de manière à former une espèce de chaîne. Enfin, lorsque la maladie est portée à un assez haut degré, les vaisseaux lymphatiques eux-mêmes s'engorgent, et font éprouver au toucher la sensation d'une corde de violon... Ces tumeurs peuvent rester dans le même état *pendant plusieurs années....* Dans quelques cas, elles restent froides, indolentes; dans d'autres, la peau qui les recouvre devient rouge, une douleur profonde se fait sentir dans le sein même de la glande, l'inflammation s'en empare sourdement, et la suppuration s'établit. (HUFELAND, ouvr. cité, p. 95.) »

— La marche des tubercules intérieurs n'est-elle pas également la même que celle des tubercules extérieurs?

Poursuivons :

DESCRIPTION DE LA PHTHISIE,
par M. Louis, dans le Dictionnaire de Médecine.

Première époque. —Le plus ordinairement la maladie débute sans cause connue; il n'est pas rare de voir les malades attribuer les premiers symptômes de leur affection aux alternatives de chaud et de froid auxquelles ils se seraient exposés, à l'impression des courants d'air, à l'immersion des pieds dans l'eau froide ; mais si l'interrogatoire est poussé plus loin, si l'on précise les questions, les réponses deviennent souvent très-vagues , et le plus petit nombre indique d'une manière positive une des causes que je viens de citer. La maladie débute par une toux ordinairement légère , mais qui persévère, et dure souvent assez longtemps sans que les malades , croyant n'être atteints que d'un simple rhume, y fassent une grande attention. Cette toux, chez quelques sujets, est sèche pendant plusieurs mois, mais presque toujours elle s'accompagne de quelques crachats clairs, mousseux, et semblables à de la salive battue : quelquefois la toux devient par quintes plus ou moins fatigantes, augmente rapidement, et inquiète beaucoup les malades. Après une durée plus ou moins longue de ces symptômes, l'expectoration change un peu de caractère : les crachats deviennent légèrement verdâtres et un peu opaques ; mais ils ne prennent pas un aspect tout nouveau comme dans la seconde période. Plusieurs malades, loin de s'alarmer de ces changements, y trouvent une confirmation de leur première opinion, et pensent que leur rhume *mûrit*, selon l'expression vulgaire. A ces symptômes vient s'en joindre fréquemment un bien plus alarmant pour les sujets qui l'éprouvent : c'est l'hémoptysie, dont l'abondance, l'opiniâtreté, les récidives, sont extrêmement variables. Autant le médecin aurait eu de peine, avant cet accident, à faire envisager aux malades leur état comme présentant quelque gravité, autant il en a, chez un bon nombre, à les rassurer après leur première hémoptysie. Dans quelques cas, cette hémoptysie, plus ou moins effrayante, est le signal du début : elle ouvre la marche de tous les autres symptômes, et constitue pour ainsi dire, une invasion subite de cette redoutable affection. Dans les premiers temps il n'y a point de dyspnée notable, et c'est ce qui contribue beaucoup à rassurer les malades ; mais à mesure que les symptômes précédents font des progrès, la respiration s'embarrasse de plus en plus, elle devient pénible sur-

tout le soir, et l'essoufflement est produit par des causes
légères ; cependant, chez un certain nombre de sujets,
il ne survient une dyspnée vraiment fatigante qu'à une
époque assez avancée de la maladie. Mais ce qui bien
souvent incommode le plus les malades, ce sont des
douleurs plus ou moins vives et persistantes, soit entre
les épaules, soit sur les côtés de la poitrine. Les douleurs de la première espèce sont surtout tellement remarquables, que dans le vulgaire elles passent pour caractéristiques de la phthisie pulmonaire.

Tels sont les phénomènes qu'on observe du côté de
la poitrine ; mais il en est d'autres qui méritent aussi de
fixer l'attention du médecin, quoique ils soient plus
généraux, car ils n'en sont pas moins liés à l'existence
des tubercules dans les poumons. Des troubles plus ou
moins marqués des diverses fonctions de l'économie ne
tardent pas à se faire remarquer : c'est ainsi qu'on voit
survenir, dans un certain nombre de cas, des sueurs
nocturnes et des alternatives de chaud et de froid ; ces
accidents sont néanmoins plus intimement liés aux désordres organiques de la seconde période ; mais quelquefois ils se manifestent dès le début de la maladie, qui alors
prend souvent une marche plus rapide. C'est surtout
dans ces derniers cas que les troubles des fonctions digestives se manifestent dès les premiers temps, et presque
dès l'invasion de la maladie ; car, généralement, l'appétit se maintient, et la digestion est régulière pendant
une assez grande partie de cette première époque, et
s'altère graduellement à la fin : aussi est-il rare d'observer alors du dévoiement, et si les vomissements ont
lieu, ils sont généralement dus aux efforts réitérés de la

toux, et n'ont pas une longue durée ; cependant les forces diminuent sensiblement, quoique avec une rapidité très variable suivant les cas, et l'amaigrissement, qui vient ajouter une grande valeur à tous ces symptômes, fait des progrès continuels, quoique lents.

Deuxième époque. — C'est par un accroissement graduel que les symptômes qui viennent d'être décrits prennent les caractères qu'ils présentent dans la deuxième période : aussi, je le répète, n'existe-t-il pas de ligne de démarcation tranchée entre les deux états par lesquels passent les malades pour arriver à la terminaison fatale, et si l'on voulait rechercher la limite qui les sépare, on éprouverait bien souvent plus que de la difficulté ; mais il est facile de comprendre quelles sont les modifications qui surviennent dans les symptômes pendant leur transition plus ou moins rapide du premier au second degré.

La toux est ordinairement plus fréquente, plus incommode, plus douloureuse ; elle augmente la nuit, et interrompt fréquemment le sommeil, si même elle ne l'empêche pas presque entièrement ; les malades se plaignent vivement de leur insomnie. Les crachats prennent des caractères bien plus tranchés ; ils sont verdâtres, striés de jaune, opaques et privés d'air ; ils sont arrondis, comme lacérés à leur pourtour, souvent on les trouve mêlés à une plus ou moins grande quantité de crachats semblables à ceux de la première période. Quoique plus rare et surtout moins abondante, l'hémoptysie a lieu encore à des intervalles variables. La respiration devient de plus en plus gênée, douloureuse... C'est alors que se développent les symptômes à l'en-

semble desquels on a donné le non de phthisie laryngée.
La fièvre existe d'une manière continue, la soif devient
vive, l'appétit décroît, la diarrhée se déclare et le malade périt.

Description de la même maladie

dans le Dictionnaire des Sciences médicales.

Première période. — Lorsque après des crachements
de sang plus ou moins répétés, des bâillements fréquents,
avec chaleur à la paume des mains et à la plante des
pieds (Portal) il survient une toux incommode , qui
laisse peu de repos pendant la nuit, ordinairement sèche,
accompagnée de douleurs et de déchirements dans la
poitrine, les côtes et la tête ; de légers frissons et quelques degrés de chaleur fébrile, avec un sentiment douloureux dans les articulations et les membres , on peut
regarder cet ensemble de symptômes comme constituant
le premier degré ou la première période de la phthisie
pulmonaire ; de plus, si la toux sèche trouble le sommeil , entraîne la perte des forces et fait disparaître
l'embonpoint, elle annonce l'existence de tubercules ,
quoique encore peu développés... A ce tableau de la
première période de la phthisie pulmonaire, Cullen
ajoute les réflexions suivantes : elle débute communément par une toux légère et courte , qui devient habituelle. Souvent ceux qui en sont affectés y font peu
d'attention, au point même qu'ils en nient eux-mêmes
absolument l'existence. En même temps leur respiration

devient de plus en plus précipitée par le moindre exercice ; ils maigrissent de jour en jour et tombent dans un état de langueur et d'indolence: Cet état continue quelquefois une année ou deux sans que les malades s'en plaignent aucunement ; ils sont seulement plus facilement affectés du froid que de coutume, ce qui augmente nécessairement leur toux et produit ce qu'on appelle vulgairement un rhume ou catarrhe (Cullen). — La toux, qui est un des caractères les plus décisifs de la phthisie pulmonaire et celui que les malades supportent avec le plus d'incommodité, offre cependant beaucoup de variétés dans sa manière d'être ; compagne insépable des affections catarrhales, elle offre quelquefois des moments de rémission, au moins de diminution : dans ce cas elle amène presque toujours une expectoration plus ou moins abondante qui soulage et rend la respiration un peu plus libre. Il n'en est pas de même dans la phthisie pulmonaire pendant laquelle la toux constante, opiniâtre, sèche, aiguë, n'est pas toujours suivie d'expectoration, qui même, quand elle a lieu, ne soulage qu'imparfaitement. Cette toux vient ordinairement par accès qui sont plus fréquents et plus violents la nuit que le jour. Les femmes délicates qui s'exposent imprudemment au froid pendant que leurs règles coulent, y sont surtout très-sujettes. Quelquefois cependant cette toux est suivie d'expectoration plus abondante le matin que dans tous les autres temps de la journée ; la matière expectorée devient par degrés plus copieuse, visqueuse, d'une teinte jaune ou verdâtre, fétide ; le malade se plaint d'un goût pâteux et désagréable, qui ne le quitte plus pendant tout le cours de la maladie.

Deuxième période. — Bientôt la fièvre devient plus forte, avec des accès dans l'après-midi ou le soir ; la poitrine et les parties supérieures se couvrent le matin d'une légère transpiration qui soulage momentanément les symptômes ; alors succède une rémission qui dure une grande partie de la matinée ; cependant la toux ne perd rien de sa violence et la situation horizontale du lit ne sert qu'à l'augmenter ; l'insomnie qu'elle traîne à sa suite se prolonge jusqu'au matin ; qui ramène la sueur et procure un peu de sommeil. Les produits de l'expectoration deviennent alors plus abondants, écumeux et quelquefois striés de filaments sanguins. Les joues, pendant la fièvre, se nuancent d'une tache circonscrite d'un rouge éclatant, ainsi que les lèvres et les glandes situées aux angles des orbites ; la chaleur fébrile s'élève après le repas, surtout si le malade a mangé des aliments solides, bu du vin, ou pris de l'exercice ; des bouffées de chaleur et de rougeur montent subitement au visage, et une ardeur sèche et brûlante se fait sentir dans la paume de la main et à la plante des pieds. — La fièvre se rapproche du type continu proportionellement aux progrès de la maladie, et les stades de rémission cessent d'être aussi bien prononcés ; l'accès se déclare vers le milieu du jour, augmente jusqu'au soir, se prolonge avec assez de violence bien avant dans la nuit, et ne se dissipe qu'aux approches du matin, par la transpiration salutaire qui se déclare alors. — Quoique le pouls soit toujours plus précipité que dans l'état naturel, il est facile cependant de reconnaître une rémission bien réelle de la fièvre et des symptômes pendant quelques heures de la matinée.

Mais l'expectoration devient de plus en plus copieuse, et
le matin les crachats sont mêlés d'une matière purulente,
en petites masses globulaires ; quelquefois désagréables
au goût, jaunes, verdâtres, et qui se teignent d'une
couleur cendrée à mesure que la maladie avance vers sa
dernière période ; de même que la toux, à mesure que
la matière de l'expectoration devient plus fluide, perd de
sa force sans devenir cependant moins fréquente, que les
poumons sont frappés de secousses moins fatigantes, et
que des douleurs de tête et de la poitrine sont moins vivement senties ou qu'elles deviennent réellement moins
fortes : on observe que ces circonstances ne servent pas
peu à nourrir la trompeuse sécurité des malades dans les
diverses périodes de cette cruelle maladie. — Lorsque
la maladie est arrivée à cette époque où la fièvre hectique a ses stades ou rémissions bien marquées et bien
régulières, où l'excrétion de la sueur a lieu tous les
matins, où les crachats viennent facilement, quelque
petite, d'ailleurs, que soit la quantité de pus expectoré,
on peut alors regarder la maladie comme une phthisie
pulmonaire confirmée. — C'es alors que les divers systèmes d'organes sont frappés par l'empreinte du ravage
et de la destruction. Le tissu graisseux qui remplissait
les cavités orbitaires et servait de soutien aux yeux, en
contribuant à leur donner l'éclat et la vivacité dont ils
brillent, se fond et s'évanouit. Une humeur dégoûtante
distille de ces organes devenus mornes et languissants ;
les pommettes se décharnent et font saillie ; le nez s'al-
longe, les tempes se dépriment, un amaigrissement et
un dessèchement général s'emparent de tout le corps,
dont les forces tombent dans un anéantissement rapide

et très-considérable; la toux se fait sentir d'une manière plus fatigante vers le commencement de la nuit ; la respiration est courte, précipitée, et l'haleine d'une odeur insupportable ; le peu de sommeil que goûtent les malades est agité et souvent interrompu ; les sueurs du matin deviennent colliquatives et très-abondantes ; l'intensité de la chaleur augmente et les rémissions sont plus courtes et moins marquées ; les crachats très-abondants sortent avec plus de facilité, quoique visqueux et gluants ; la quantité en est quelquefois portée à la valeur d'une pinte en vingt-quatre heures. La phthisie pulmonaire peut alors être considérée comme au plus fort de la deuxième période, qui se continue ainsi, tant qu'il reste encore quelque étincelle de vigueur, tant que les forces digestives conservent assez d'énergie pour assimiler les sucs nutritifs dont le corps a besoin.

Troisième période. — La troisième et dernière période de cette triste scène s'annonce par un cours de ventre. Quoiqu'il soit vrai de dire, en général, que le diarrhée ne manque pas de survenir à la fin de cette maladie, quand la mort en doit être l'issue, il est des cas, néanmoins, où ce symptôme manifeste à peine sa présence : mais on peut dire avec plus de raison que la diarrhée, qui peut être regardée comme un symptôme général de la phthisie pulmonaire, n'est pas tellement constante et invariable qu'il n'arrive très-souvent des constipations opiniâtres auxquelles succèdent, il est vrai, de fréquentes évacuations qui dégénèrent bientôt en diarrhée confirmée. Les aliments ne font plus qu'un court séjour dans l'estomac, et le canal intestinal leur ouvre bientôt une facile issue. Dès que cet accident s'unit aux autres symptômes, la chaleur fébrile et les sueurs subissent une diminution sensible; mais la toux persiste à être fatigante pendant la nuit, en éloignant les approches du sommeil que les opiats ont à peine le pouvoir de procurer. La langue paraît alors nette et d'un rouge vif à sa racine, quelquefois couverte d'aphthes : elle est généralement douloureuse et fort sensible. La voix donne des sons rauques et entrecoupés par des inspirations et des expirations courtes et par le hoquet : ces deux symptômes sont au nombre de ceux qui fatiguent le plus les malades ; les extrémités inférieures présentent un gonflement considérable, œdémateux, qui rend sensible l'impression du doigt. C'est une chose vraiment digne de surprise qu'à ce degré de la maladie et quelquefois plus tard, l'appétit se soutient et passe même à son mode naturel, de sorte que les malades se gorgent quelquefois d'aliments, si l'on ne s'oppose pas à leur dessein. Ce symptôme a été également observé par Hippocrate. Cependant, il n'est pas constant et il est plus ordinaire de voir les malades arrivés à ce degré de phthisie, être sans appétit et se dégoûter facilement des aliments les plus simples, comme des plus composés. Alors, la diarrhée devient de plus en plus violente et les sueurs du matin se ralentissent, les crachats sont en beaucoup moins grande quantité, surtout pendant le jour; les forces s'énervent peu à peu, jusqu'à ce que enfin elles se refusent à l'exercice des moindres mouvements. Le moral partage bientôt l'affaiblissement du physique ; la mémoire s'affaiblit au point, qu'après une nuit passée dans l'agitation et l'insomnie, les malades ne se rappellent pas de ce qui s'est passé en leur présence le jour précédent, peut-être de ce qu'ils viennent de faire eux-mêmes peu d'heures auparavant ; les plus douces affections, les sensations les plus chères de leur âme les abandonnent. A mesure qu'ils s'approchent de l'instant fatal, ils ont de fréquents et longs évanouissements ; leurs ongles se contournent à l'extrémité de leurs doigts , le hoquet se montre pénible ; il paraît même quelquefois de légères convulsions ; la langue devient vacillante et n'articule plus ses sons qu'avec difficulté ; la mort termine enfin cette triste scène et les enlève doucement et à leur souffrance et à l'espoir qui les a soutenus jusqu'à la dernière heure. (MAYGRIER.)

DESCRIPTION

des accidents que déterminent dans l'économie les tubercules extérieurs, d'après les ouvrages sur les écrouelles.

« Lorsque la suppuration s'établit, on voit ordinairement survenir des symptômes généraux plus ou moins fâcheux, tels que dérangements de digestions, le dévoiement, la fièvre, les sueurs nocturnes, etc.» (LEPELLETIER, ouvr. cité, et tous les auteurs.)

— Les accidents produits par les deux maladies ne sont-ils pas encore exactement les mêmes, mettant de côté ceux qui tiennent uniquement à la lésion de l'organe pulmonaire ?

Or, voici ce que l'observation de tous les jours prouve relativement à ces tubercules extérieurs : si, dès qu'on s'aperçoit qu'une glande est engorgée, suivant que l'accident semble avoir pour cause le froid, un coup, ou dépend uniquement de la constitution du sujet, on fait tenir le malade chaudement, on lui applique quelques émollients sur la partie lésée, ou bien on lui met un exutoire au bras, et qu'en même temps, les premiers accidents calmés, on change son régime, on lui donne du bon vin, quelques amers pour aider l'action des aliments; si on le fait coucher dans une chambre bien aérée, etc.; la glande ne s'engorge pas davantage, n'entre pas en suppuration, l'ulcère se cicatrise au bout d'un temps plus ou moins long, et les autres glandes ne deviennent pas malades; tandis que si on laisse le sujet sous l'influence des causes qui avaient donné lieu à la maladie, si on le traite par les débilitants, *toutes les autres glandes s'engorgent tour à tour, suppurent, et le malade périt.* Ces faits sont tellement susceptibles de démonstration, qu'il suffit de prendre le premier scrofuleux pour s'en convaincre.

— Si, lorsque les premiers symptômes de la phthisie se manifestent à la suite d'un refroidissement, *c'est-à-dire que les tubercules sont sur le point de grossir et de se ramollir sous l'influence de cette cause occasionnelle,* au lieu de saigner le malade on le soumettait à une

douce chaleur , on le traitait comme un individu sain qui aurait éprouvé un refroidissement ; on appliquait sur la poitrine des émollients ou des narcotiques de manière à y éteindre momentanément , autant que possible, la
sensibilité ; on établissait en même temps un
vésicatoire au bras ou à la cuisse dans un en-
droit éloigné de la poitrine pour attirer là la
fluxion ; ou bien on purgeait le malade à plusieurs reprises , afin toujours de déplacer , par
un point permanent d'irritation dans une partie éloignée, le mal de la poitrine ; si on lui faisait mettre de la flanelle sur la peau, si on le
condamnait pour quelques jours au repos et à
un peu de diète ; *puis*, dès que les premiers accidents sont calmés, on le mettait de suite *à un
bon régime* ; en insistant sur ce régime , n'empêcherait-on pas constamment la maladie de
faire des progrès, ou si les tubercules se ramol-
lissaient, ne préviendrait-on pas une seconde
éruption *tout comme dans les engorgements du
cou on prévient le gonflement et la suppuration
d'autres glandes en soumettant de suite le malade
à un traitement convenable ?* — Quand la maladie pulmonaire débute par un crachement
de sang, *liquide* qui provient presque toujours
d'une simple exhalation bronchique ou des gencives, qui n'annonce pas que le malade a trop
de sang ou a nécessairement des tubercules

dans les poumons , *mais qu'il a le sang très-
aqueux , très-mal nourri , que les tubercules ,
s'ils n'existent pas encore , vont se développer;*
en administrant d'abord une potion astringente,
celle de ratanhia , par exemple, ou du tannin,
puis en soumettant le sujet à un régime convenable, *ne la guérirait-on pas également?*

Ayant essayé ce traitement pendant douze ou
treize ans, m'abstenant avec soin de saigner les
malades, voici ce que *j'ai vu.* J'ai vu qu'on obtient contre la phthisie à peu près les mêmes
succès que contre les scrofules ; c'est-à-dire
que quand la maladie est encore à son début ,
que les tubercules ne sont pas ramollis , qu'on
les traite convenablement, *cette affection n'est
rien,* on arrête constamment sa marche comme
celle des scrofules ; que si le mal a fait plus de
progrès , s'il y a des tubercules ramollis , mais
que la constitution soit bonne encore , *l'affection n'entraîne pas la mort non plus;* il faut seulement un peu plus de temps pour guérir ; que
si le mal est porté trop loin, s'il y a une grande
quantité de tubercules en suppuration et une
autre grande quantité de ces productions sur le
point de suppurer, il y a encore des chances de
guérison , mais beaucoup plus incertaines ,
comme dans les scrofules. En d'autres termes,
je me suis convaincu que, de même que lorsque dans la scrofule on saigne un individu qui

n'a encore qu'un simple engorgement des glandes du cou, lorsqu'on le met à l'usage du lait et des végétaux, *on fait suppurer ces glandes, engorger successivement celles des aisselles, des aines, du mésentère, naître des tubercules dans tout le corps, la fièvre, les sueurs, la diarrhée, et périr inévitablement le sujet;* de même, en saignant les phthisiques, en les nourrissant de lait, de gomme, de fécule, en leur faisant prendre des tisanes émollientes, *on fait suppurer les quelques tubercules qui avaient paru d'abord au sommet des poumons, on en fait développer successivement dans tout le corps, on fait naître la fièvre, les sueurs, la diarrhée,* et d'une maladie qui n'aurait souvent été rien si elle avait été traitée par un régime tonique sagement dirigé, on fait une maladie essentiellement mortelle; que l'incurabilité de la maladie tient bien moins à sa nature qu'au traitement généralement employé, à ce qu'on met au régime le plus débilitant des sujets qui n'avaient besoin, pour éviter le mal, que de quelques remèdes astringents ou toniques momentanément, et ensuite d'une bonne nourriture pour acquérir le sang qui leur manque; *que* tout comme on pourrait porter le défi de se procurer des enfants ayant des croûtes à la figure, à la tête, des suintements derrière les oreilles, scrofuleux, bossus ou poitrinaires, au-

trement qu'en les nourrissant d'après la doctrine pythagorique (défi que nous portons ,
nous engageant à publier à la suite de cette
brochure tous les exemples contraires qu'on
voudra nous citer); de même on pourrait dé-
fier d'obtenir des phthisiques tels qu'on les dé-
peint dans les livres ou dans l'article ci-dessus
du Dictionnaire des sciences médicales , à la
troisième période, sans le traitement débilitant
auquel on les soumet.

OBJECTIONS

concernant la phthisie.

M. Broussais a attribué les tubercules à une
inflammation des poumons, à une congestion
trop longtemps prolongée de sang vers ces organes. On augmenterait donc cette congestion
en nourrissant bien les malades.

— Mais l'anatomie apprend que les poumons
sont souvent remplis de tubercules chez des
personnes qui durant la vie n'ont jamais eu aucune fluxion de poitrine, ne se sont même jamais plaintes de la moindre douleur dans cette
partie. Elle apprend que nous avons presque
tous des tubercules depuis l'âge de deux ou trois
ans, avons-nous vu. Ce ne sont pas les hommes
les plus robustes, ayant le plus de sang, qui deviennent phthisiques, comme cela devrait être

si les tubercules n'étaient que la suite d'inflammations de poitrine ; ce sont les hommes ou les femmes qui en ont le moins.

Cette proposition est-elle soutenable?
Puisque un grand nombre de personnes portent ainsi des tubercules dans les poumons depuis l'enfance ; *puisque* ces tubercules sont de même nature que ceux du cou ; *puisque*, lorsque ceux du cou entrent en suppuration à la suite d'un refroidissement, d'une mauvaise alimentation, d'une perte de sang considérable, d'une des causes, enfin, qui font développer le tempérament lymphatique, nous voyons qu'il se forme souvent autour de ces tubercules une espèce d'inflammation qui n'est que la suite de l'engorgement des glandes et non la cause de cette maladie ; n'est-il pas plus raisonnable de penser que quand on trouve pareillement une congestion de sang ou une inflammation dans les environs des tubercules du poumon, à la suite d'un accroissement trop rapide, d'une perte de sang, d'une mauvaise alimentation (c'est toujours à la suite de semblables conditions que la phthisie se déclare), cette inflammation n'est que secondaire, y a été attirée tout simplement par les tubercules, qui ont reçu une nouvelle impulsion pour se développer d'une des causes qui font engorger les glandes extérieures, que de supposer, comme le fait M. Broussais, que c'est

cette congestion de sang qui fait naître les tubercules, la mort étant surtout toujours la suite du traitement prescrit d'après cette théorie ?

Je m'explique plus clairement :

Voici comment s'exprimait il y a vingt-cinq ou trente ans déja Laennec, sur cette question :

« Les tubercules sont-ils un produit de l'inflammation ?

Les anciens attribuaient à l'inflammation le développement de toutes les productions accidentelles qui leur étaient connues, et qu'ils confondaient, en général, sous le nom de squirrhe, tumeur, tubercule. Quoique, dans le dernier siècle, les progrès de l'anatomie pathologique eussent déjà ébranlé cette antique opinion, Bayle est le premier qui l'ait combattue par des faits positifs. — Broussais, qui, vers la même époque, observait dans les hôpitaux militaires, sans connaissance sans doute des recherches qui se faisaient à Paris, suivait l'ancienne opinion, et cherchait à l'appuyer sur des observations. Plus tard, il combattit positivement l'opinion de Bayle, et il la combat encore aujourd'hui par des raisonnements et des assertions, beaucoup plus que par des faits. L'importance de cette question me paraît très-grande, et pour ne pas risquer de nous égarer en sortant du cercle de l'observation, nous la diviserons en l'appliquant à l'inflammation de chacun des tissus qui composent les poumons. Nous nous demanderons, en conséquence, quelle est de ces inflammations celle dont le développement des tubercules est la suite habituelle et évidente : est-ce la péripneumonie aiguë ou chronique, est-ce le catarrhe, est-ce la pleurésie ?

La pleurésie aiguë est-elle la cause du développement des tubercules? — Si l'on posait cette question à un praticien tout-à-fait étranger à l'anatomie pathologique, mais d'ailleurs observateur et exempt de préjugés, je ne doute pas qu'il ne répondît qu'il est assez rare de voir les symptômes de la phthisie se développer à la suite d'une pneumonie aiguë; et que, dans ce cas même, il n'est pas possible de décider si la pneumonie a donné lieu au développement des tubercules, ou si les tubercules, agissant comme corps irritants, ont déterminé la pneumonie. Sous le rapport de l'anatomie pathologique, la question est plus facile à résoudre : en effet, on ne trouve que bien rarement des tubercules chez les sujets qui succombent à une pneumonie aiguë ; et le plus grand nombre des phthisiques meurent sans avoir éprouvé aucun symptôme de cette dernière affection dans leur maladie mortelle, et sans en présenter aucune trace après la mort, beaucoup même n'en ont jamais été atteints dans tout le cours de leur vie... Si l'on consulte l'ensemble des faits, il est certain que la péripneumonie aiguë coïncide quelquefois avec les tubercules ; mais cette coïncidence est rare, eu égard à la grande fréquence des deux maladies. Dans les dix-neuf vingtièmes des cas où cette coïncidence a lieu, l'affection tuberculeuse est évidemment antérieure ; et par conséquent, ou les tubercules, agissant comme corps irritants, sont la cause occasionnelle de la maladie, ou les deux affections, quoique existant dans le même organe, sont étrangères l'une à l'autre sous le rapport étiologique. — J'admettrais assez volontiers, comme une chose indifférente en pratique et comme une opinion sans conséquence en théorie sage (vu qu'on ne peut la baser ici sur des expériences directes ni sur des observations positives) que, dans le petit nombre de cas où l'on voit les signes de la phthisie se développer dans la convalescence d'une péripneumonie aiguë, il peut arriver quelquefois que l'inflammation du poumon y hâte le développement des tubercules, auxquels le malade était disposé par une cause encore inconnue pour nous, mais bien certainement autre que l'inflammation ; et cela, non pas que les mouvements organiques qui constituent l'inflammation puissent par eux-mêmes produire des tubercules, mais parce que le surcroît de mouvement et le surcroît de nutrition qui constituent l'orgasme inflammatoire ont hâté l'apparition d'une modification tout-à-fait différente de l'économie. Ainsi, pour me servir d'une comparaison qui n'est peut-être pas aussi étrangère à l'objet dont il s'agit qu'elle le semblerait au premier abord, ainsi la terre fortement labourée après un long repos, ou abandonnée à elle-même après plusieurs années de labourage, fait germer une multitude de graines qu'elle renfermait dans son sein depuis plusieurs années.

Les tubercules sont-ils une terminaison de la pneumonie chronique? — Nous avons déjà dit combien la véritable pneumonie chronique est rare ; on a vu combien l'aspect de tous les caractères physiques de cette affection diffère de ceux des tubercules... L'absence totale de coïncidence de caractères anatomiques et de symptômes pathologiques indiquant une inflammation du tissu pulmonaire, suffit, ce me semble, pour décider négativement la question.

Les tubercules sont-ils une terminaison du catarrhe ?
— Aucune opinion, en médecine, n'est plus ancienne,
aucune n'est depuis plus longtemps devenue populaire
que celle qui veut que le catarrhe mal traité ou négligé
dégénère fréquemment en phthisie pulmonaire. Cette
antique opinion n'était basée jusqu'ici que sur une application fausse de cet axiôme souvent mal appliqué :
post hoc, ergo propter hoc. M. Broussais l'a adoptée
sans l'étayer, ce me semble, d'aucunes raisons nouvelles, autres au moins que les aberrations indéfinies,
qu'il est persuadé pouvoir être produites par ce qu'il appelle l'irritation. Nous ne pouvons le suivre sur un sol
aussi mouvant, et nous nous contenterons en conséquence d'examiner les raisons fondées en apparence sur
des faits, et qui paraîtraient prouver que le catarrhe
pulmonaire est la cause ordinaire des tubercules du poumon. Il est certain que chez la plupart des phthisiques,
les premiers symptômes de la maladie sont ceux d'un
catarrhe pulmonaire ; mais il est également certain que
l'on trouve des tubercules très-volumineux chez des sujets qui n'ont actuellement aucun signe de catarrhe ; que
si l'on suppose que, dans ce cas, les tubercules sont le
produit d'un catarrhe plus ancien, je répondrai que
l'on trouve des tubercules chez des hommes qui n'ont
pas éprouvé de catarrhes depuis plusieurs années, et
même qui ne se rappellent pas en avoir jamais éprouvé.
On voit souvent un catarrhe pulmonaire, survenu tout-
à-coup au milieu des apparences d'une santé parfaite,
ou après de légères indispositions qui ne paraissaient
nullement intéresser la poitrine, être le premier symptôme apparent d'une phthisie tuberculeuse qui existait

déjà depuis longtemps d'une manière latente ; car, en examinant la poitrine de ces sujets, on trouve tous les signes physiques des tubercules, et quelquefois même des tubercules excavés... D'un autre côté, des milliers d'hommes s'enrhument plusieurs fois par an, et dans ce nombre très-peu deviennent phthisiques ; et même il n'est nullement rare de voir des personnes qui s'enrhument perpétuellement sous l'influence des variations les plus légères de l'atmosphère, et dont chaque nouveau rhume n'est, comme nous l'avons dit, qu'une récrudescence et une manifestation d'un catarrhe latent habituel. Beaucoup d'autres ont pendant une longue suite d'années un catarrhe muqueux ou pituiteux, et accompagné d'une expectoration abondante ; et cependant ces sujets parviennent fréquemment à une vieillesse avancée sans devenir phthisiques... Je ne voudrais pas conclure de ces faits que le catarrhe pulmonaire soit un préservatif contre le développement des tubercules ; mais je crois pouvoir en conclure qu'il n'en est pas la cause : et je crois que tout praticien qui examinera cette question attentivement, et d'une manière suivie et impartiale, conviendra que si l'on voit quelquefois la phthisie chez les personnes très-sujettes à s'enrhumer, un bien plus grand nombre d'entre elles ne deviennent point phthisiques ; et que l'on voit au contraire beaucoup de sujets dont le premier rhume n'est autre chose que le catarrhe concomitant de la phthisie, et est produit sans doute par l'irritation que les tubercules exercent comme corps étrangers sur le poumon... Je reprendrai maintenant la question sous le rapport anatomique, et je répéterai l'argument que j'ai déjà posé relativement à la pneumonie :

pour prouver que la phthisie pulmonaire est une suite
ou une terminaison du catarrhe, il faudrait montrer, le
scalpel à la main , toutes les traces du passage de l'une
de ces affections en l'autre. Ici le problème paraît non-
seulement insoluble , mais presque absurde...

Les tubercules peuvent-ils être une terminaison de
la pleurésie ? — Cette question ainsi posée est absurde,
car il est absurde que l'inflammation d'un organe se termine dans un autre. Cependant M. Broussais l'a résolue
plusieurs fois affirmativement dans son histoire des
phlegmasies chroniques. M. Broussais a suivi encore ici
une ancienne opinion qui, à l'époque où a paru son premier ouvrage , était généralement admise , et n'avait
jamais été contestée ni même examinée. Elle était uniquement fondée sur l'observation des symptômes et de
la marche de la phthisie dans quelques cas. On voit en
effet quelquefois se manifester chez un homme, jusque-
là bien portant ou à peu près, un point de côté accompagné de fièvre aiguë. Cette dernière tombe , mais la
convalescence ne s'établit pas ou ne devient pas parfaite,
et peu à peu les signes de la phthisie se manifestent successivement. Cette observation incomplète et superfi-
cielle ne peut tenir contre les faits d'anatomie pathologique , qui montrent que , dans le plus grand nombre
des cas, les tubercules sont latents pendant un certain
temps, et ne produisent aucune altération apparente dans
la santé , et que , dans celui dont il s'agit, la pleurésie
n'a été que la première manifestation , souvent même
l'effet de la présence des tubercules , ou tout au plus
d'une complication qui a hâté le développement des tubercules déjà existants. A défaut de preuves anatomi-

ques , M. Broussais n'a soutenu l'opinion de l'antiquité,
dont il a fait la sienne, que par l'hypothèse suivante,
qui me paraît renfermer tout ce qu'il a écrit à ce sujet :
l'irritation se transporte directement ou par sympathie
de la plèvre au poumon. Pour apprécier la valeur de
cette supposition , il faut d'abord s'entendre sur le sens
du mot *irritation :* je n'en ai trouvé aucune définition ni
dans le traité des phlegmasies chroniques , ni dans
l'examen des doctrines médicales par M. Broussais , ni
même dans les quatre cent soixante-huit axiômes qui
forment, dit-il, les bases inébranlables de sa doctrine....
Tout ce que nous venons de dire prouve qu'on ne peut,
sans donner la torture aux résultats de l'observation et
faire un étrange abus du raisonnement, regarder les
tubercules comme le produit de l'inflammation de quel-
qu'une des parties constituantes du poumon. D'un autre
côté une multitude de faits prouvent que le développement des tubercules est le résultat d'une disposition générale, qui se fait sans inflammation préalable, et que ,
lorsque cette dernière coïncide avec l'affection tuberculeuse, elle lui est plus souvent postérieure en date. —
Pour se convaincre de l'exactitude de la dernière proposition , il suffit d'examiner la marche du développement
des tubercules dans les glandes scrofuleuses. On voit
très-souvent ces glandes se tuméfier , et rester pendant
un temps très-long en cet état, sans rougeur , non-seulement de la partie voisine de la peau , mais du tissu
même de la glande. Ce n'est souvent qu'au bout de plusieurs années qu'il se manifeste des signes d'inflammation , qui alors paraissent hâter le ramollissement de la
matière tuberculeuse ; quelquefois cependant ce ramol-

lissement, et même la perforation de la peau et l'évacuation de la matière ramollie, ont lieu sans qu'on puisse
distinguer, à proprement parler, aucune trace d'inflammation. Lorsqu'il en survient, cette inflammation a évidemment son siége dans les parties qui avoisinent la
glande tuberculeuse, et non dans cette glande elle
même. — Une autre preuve non moins forte naît de
l'existence des éruptions secondaires, et surtout de ces
éruptions abondantes qui se forment dans un grand
nombre d'organes à la fois, sans qu'aucun signe d'inflammation s'y manifeste. Il est impossible de ne pas
voir là une disposition générale, une aberration de la
nutrition inconnue dans sa source : et cette manière
d'envisager les faits dont il s'agit me paraît plus claire,
plus logique, que l'hypothèse qui attribue ces éruptions
à autant de voyages de l'irritation personnifiée qu'il y a
de tubercules particuliers, et qui prend le mot *irritation* dans un sens plus vague en quelque sorte et plus
général que le mot *cause*. — Ce que nous venons de
dire de l'inflammation s'applique également, ainsi que
l'a très-bien démontré Bayle, à diverses affections générales et locales auxquelles on a attribué la cause de la
phthisie pulmonaire, et entre autres à la syphilis, à la
coqueluche, au scorbut, aux maladies éruptives : ces
diverses affections contribuent seulement à hâter le développement des tubercules lorsqu'ils existent déjà. Je
crois que l'on peut accorder, en outre, qu'elles déterminent peut-être quelquefois ce développement, mais
seulement chez des sujets qui y étaient primitivement
disposés. Dans ces cas même, ce sont des occasions et
non des causes : la cause réelle, comme celle de toutes

les maladies, est probablement hors de notre portée. »
(T. Laennec , *Auscultation médiate* , t. II. p. 68
à 92).

Voici comment s'exprime, dans une note
ajoutée à l'ouvrage de Laennec, M. Andral lui-
même , qui jusqu'à ce jour avait soutenu la
doctrine de Broussais :

Plus j'ai observé et étudié toutes les circonstances de
la formation et du développement des tubercules , et
plus je suis arrivé à adopter les opinions de Laennec
sur la part que l'inflammation peut prendre à leur naissance. Tout en établissant , dans la première édition de
ma clinique médicale, l'existence nécessaire d'une prédisposition sans laquelle je n'admettais pas que les tubercules pussent se former, j'avais cependant pensé
qu'un certain degré d'hypérémie active (*affluence considérable de liquides*) devait les précéder. J'ai modifié
cette dernière manière de voir dans la dernière édition
de ma clinique , ainsi que dans mes cours et dans mon
anatomie pathologique ; et aujourd'hui je reste convaincu qu'il n'y a aucun lien nécessaire entre la production de la matière tuberculeuse et l'existence d'une
irritation antécédente, qui amènerait à sa suite une
congestion , puis un tubercule. Je crois devoir entrer
dans quelques considérations à cet égard. — Il est certain d'abord que les inflammations les plus diverses par
leur intensité , par leur durée, par leur siége , peuvent
avoir lieu , sans que des tubercules se montrent à leur
suite. D'une autre part , les tubercules se développent
souvent sans qu'il soit possible de prouver ni par l'ob-

servation des symptômes, ni par l'investigation anatomique, que leur développement ait été précédé soit
par une inflammation, soit par une simple hypérémie
active. Il en est certainement ainsi dans ces cas, qui
sont loin d'être rares, où l'on trouve la plupart des organes simultanément envahis par de nombreux tubercules. Comment concevoir qu'en pareille circonstance
l'inflammation ou la congestion, si elles avaient existé,
n'eussent nulle part décelé leur existence par quelque
symptôme? Comment concevoir aussi, s'il y a eu inflammation antécédente, l'état parfaitement sain des tissus
autour des tubercules, dans ces cas, si communs chez
les enfants, où le scalpel ne peut pas en quelque sorte
inciser un tissu sans trouver un tubercule? Y a-t-il donc
partout un travail inflammatoire? On veut bien ne pas
admettre celui-ci; mais on soutient que partout où se
produit le tubercule, il y a eu sinon inflammation, du
moins irritation, et, comme conséquence de cette dernière, hypérémie active. Nous défions dans une foule
de cas, de démontrer l'existence antécédente de cette
irritation; pas plus celle des vaisseaux rouges que celle
des vaisseaux blancs. Combien de fois n'a-t-on pas
trouvé des tubercules dans l'intérieur du cerveau, sans
qu'il y ait eu jamais pendant la vie le moindre signe
d'irritation encéphalique? Le plus souvent les symptômes de cette dernière n'apparaissent que d'une manière
consécutive, et lorsque le tubercule par son plus grand
développement commence à gêner la pulpe nerveuse
qu'il entoure; et encore, dans ce dernier cas, les accidents ne se montrent-ils que d'une manière intermittente; dans leurs intervalles tout rentre dans l'ordre, et

rien ne pourrait faire soupçonner l'existence d'une lésion quelconque du cerveau et de ses enveloppes. Sans doute, dans un très-grand nombre de cas, l'invasion des tubercules pulmonaires semble ne dater que du moment où un premier rhume a éclaté. Jusque-là il n'y avait aucun signe de maladie de poitrine : ce n'est plus alors que par hypothèse que l'on peut admettre la préexistence des tubercules ; et il est raisonnable de penser que la bronchite a été la cause occasionnelle de leur développement. Mais les choses se passent-elles toujours ainsi ? Non, certainement. Interrogez avec quelque soin les phthisiques qui se présentent à votre observation : chez la moitié au moins vous trouverez qu'à une époque où aucune toux n'avait encore eu lieu, il existait déjà une dyspnée légère qui, remontant très-souvent à leur première enfance, les empêchait de monter, de courir, de jouer comme les autres. Ces individus vous disent aussi qu'en même temps qu'ils avaient la respiration un peu courte, ils étaient maigres, pâles et délicats. De nombreuses années s'écoulent ainsi ; puis un rhume survient, la toux ne finit plus, et tous les symptômes de la phthisie se déclarent. Quelle pouvait être la cause de cette dyspnée ancienne, si ce n'est la présence des tubercules au sein des poumons, dont ils gênaient les fonctions d'une manière toute mécanique ? dans tout cela où trouver la preuve que c'est par un travail d'irritation que les tubercules pulmonaires ont pris naissance ? cette preuve serait en quelque sorte plus difficile encore à trouver pour ces autres cas où, en même temps que des tubercules existent dans le poumon, il s'en est développé dans le foie, dans la rate, dans les reins, dans

le système osseux, dans la plupart des ganglions lymphatiques ; car dans toutes ces parties le développement
des tubercules a été complétement latent, et cela non
pas une fois, mais presque toujours ; et avant l'examen
nécroscopique, rien n'eût pu faire soupçonner qu'elles
fussent le moins du monde altérées. Ainsi, dans l'existence des tubercules, il y a plus souvent une période
pendant laquelle ils ne manifestent leur existence par
aucun accident, si ce n'est, dans un certain nombre de
cas, par le trouble tout mécanique de la fonction de
l'organe qu'ils ont envahi. Plus tard, ils déterminent
autour d'eux, d'abord par intervalles, puis d'une manière continue, une irritation plus ou moins vive, et
alors ils sortent de leur état latent. En pareil cas, loin
d'être la cause du premier développement des tubercules, l'irritation n'en est donc qu'un effet. — Toutefois il ne faut jamais oublier que des tubercules peuvent
souvent aussi se développer à la suite d'une inflammation qui, agissant alors, comme nous l'avons dit ailleurs, en troublant la nutrition, peut être l'occasion
du développement de toute espèce d'altérations. Ce sont
des cas de ce genre, dont la réalité ne saurait être mise
en doute, qui ont été trop généralisés, et dont on s'est
servi, par une extension abusive, pour établir que tout
tubercule provient d'une inflammation ou de son équi-
valent. Seule et sans le concours d'une autre cause,
l'inflammation, quels que soient sa durée, son intensité, son siége, ne saurait créer la matière tuberculeuse :
ce qui détermine la formation de celle-ci, c'est la disposition innée ou acquise dans laquelle l'inflammation
ou la simple hypérémie trouve l'organisme. L'inflam-

mation rend alors plus évidente la disposition à la formation des tubercules , ou bien elle imprime une marche plus rapide à l'affection tuberculeuse qui existait déjà. C'est ainsi qu'on voit des enfants devenir rapidement phthisiques à la suite de la coqueluche ou de la rougeole , ou bien être atteints d'une dégénération tuberculeurse des ganglions du mésentère , après avoir eu de longues et fréquentes diarrhées. Sans cette prédisposition, vainement de nombreuses irritations viennent-elles à sévir ; elles restent sans influence , et, malgré elles , aucun tubercule ne se développe (ANDRAL , notes à l'ouvr. de Laennec, t. II, p. 94 et suiv.).»

Voici des idées émises il y a plusieurs années déjà par M. le docteur Roche sur le traitement de la phthisie et concernant cette idée de Broussais, que nous cherchons à détruire.

« C'est une opinion généralement accréditée dans le monde , que la phthisie est incurable ; beaucoup de médecins la partagent peut-être, et ; il faut en convenir, les exemples de guérison de cette funeste maladie sont tellement rares que le praticien le plus répandu peut, dans le cours d'un long exercice de son art, n'en pas observer un seul exemple incontestable. Cette croyance jette le désespoir dans l'âme des malades ; elle décourage le médecin, et le traitement de la maladie en ressent une fâcheuse influence. Dans la conviction où l'on est que ce serait peine perdue, personne ne songe à faire subir la plus légère modification à la thérapeutique routinière de cette maladie. On prescrit ce que tout le monde prescrit : quelques saignées au début ; des po-

tions pectorales, des boissons de même nature , les eaux
bonnes, quelques narcotiques, des vésicatoires, des cautères , un régime doux , de la flanelle sur la peau , et
l'habitation des pays chauds pour les gens riches, et tout
cela sans aucun espoir, pour l'acquit seul de sa conscience.
Un petit nombre de tentatives a cependant été fait pas
Laennec pour sortir de cette ornière ; mais comme elles
n'ont pas été heureuses, personne ne les a répétées , et
l'on est retombé dans le traitement banal que nous venons d'indiquer. — La phthisie, cependant, guérit quelquefois. Laennec a démontré que les excavations tuberculeuses pouvaient se cicatriser... Il n'est pas de médecin qui n'ait vu des phthisiques, qu'il croyait voués à
une mort certaine, guérir, après leur renonciation à tout
régime, par un régime et un traitement entièrement opposés à ceux qu'il avait conseillés. Enfin, dans les écrits
des meilleurs auteurs anciens, on trouve vantés , avec
tant de bonne foi, des moyens thérapeutiques aujour-
d'hui tombés dans l'oubli ou même dédaignés , qu'il faut
bien croire qu'on leur a dû quelques succès... — Si les
opinions que nous avons émises dans le cours de ce travail sont fondées, si deux ordres de causes, les unes générales, les autres locales, concourent à la production
de la phthisie ; si la nature de cette maladie se compose de deux genres d'altérations bien distinctes , les
unes générales aussi et les autres locales, et si les premières en constituent principalement l'essence intime, il
s'ensuit évidemment qu'elle réclame un double traitement, et que le plus important doit être le traitement
général. En effet, dans la phthisie comme dans les scrofules, les symptômes les plus apparents du mal ne sont

pas le mal lui-même. Que sont les phénomènes locaux d'inflammation des tubercules du cou, en comparaison de la cause générale qui les produit? Quel médecin aujourd'hui ne les regarde comme tout à fait secondaires? Qui se borne à les attaquer pour tout traitement de cette maladie? Qui n'est aujourd'hui pleinement convaincu de la nécessité de la combattre par un traitement général? Eh bien, l'analogie est complète, la nature des deux maladies est la même, le siége seul diffère. Dans la phthisie sans doute, en raison de la grande importance de l'organe affecté, les phénomènes locaux ont plus de gravité et réclament une attention plus sérieuse que dans les scrofules, aussi ne prétendons-nous pas qu'on doive les négliger; mais leur traitement n'en est pas moins dominé, selon nous, par l'altération du sang et de la nutrition qui font le fond de sa maladie, et c'est, à notre avis, parce que les praticiens ne voient et ne combattent aujourd'hui que les désordres locaux de la phthisie, que les exemples de guérison en sont si rares. Nous aurons bientôt, peut-être, à porter un jugement plus sévère sur la nature de ce traitement. — L'indispensable nécessité et la supériorité du traitement général étant démontrées, demandons-nous maintenant de quelle nature doivent être les moyens qui le composeront. Destinés à remédier à cette altération du sang dont nous avons déjà tant de fois indiqué la nature, ils doivent être pris parmi les agents doués de la propriété de rendre à ce liquide sa composition normale, les qualités stimulantes et les globules rouges qui lui manquent. Or, l'expérience et la théorie nous apprennent, par l'exemple des goutteux, qu'une nourriture succulente est d'abord le meilleur moyen d'atteindre ce but : elles nous enseignent que l'insolation, le grand air, l'application de la flanelle sur la peau, et les médicaments que l'on nomme toniques, concourent puissamment à ce résultat ; enfin, par l'exemple des scrofuleux, elle nous démontre l'utilité des substances amères et des sucs tirés des végétaux dits antiscorbutiques. C'est donc , en résumé, à cette classe de moyens que nous devons emprunter nos principales ressources contre la phthisie pulmonaire..... — Tant que l'on a confondu sous le nom de phthisie toutes les maladies chroniques de la poitrine, il n'a pas été possible de démontrer l'identité parfaite qui existe entre la phthisie véritable et les scrofules, on ne pouvait que la pressentir ; mais aujourd'hui , grâce aux découvertes modernes de l'anatomie pathologique , cette identité ne peut plus faire, ce nous semble , l'objet du moindre doute. Qu'il nous suffise de rappeler que les mêmes causes président au développement des deux maladies; que les mêmes conditions d'âge , de sexe et de tempérament qui prédisposent à contracter l'une, prédisposent à l'autre ; que la plupart des scrofuleux deviennent tôt ou tard phthisiques ou portent au moins quelques tubercules dans les poumons, et que les lésions anatomiques offrent la plus complète ressemblance dans les deux affections. Or, l'expérience a dès longtemps consacré l'efficacité d'une alimentation presque exclusivement animale, de l'usage du vin, des médicaments toniques, des amers , des dépuratifs, du suc des végétaux dits antiscorbutiques , dans le traitement de la maladie scrofuleuse : elle a appris aussi combien y étaient nuisibles le laitage, les fécules et le régime végétal: Tirons-en donc

cette conséquence, que la médication qui se montre efficace contre les scrofules, doit l'être aussi contre la phthisie, et nécessairement que les moyens qui nuisent dans
la première, doivent être proscrits du traitement de la
seconde. Enfin, par suite de ces idées, je me suis livré
depuis trois à quatre ans à quelques essais timides, in-
complets, comme tous ceux, en un mot, que l'on tente
dans la pratique particulière, et les résultats que j'ai ob-
tenus, bien que faibles et peu nombreux, viennent cependant à l'appui de ce qui précède sur l'utilité des toniques et de certains médicaments spéciaux dans la
phthisie. J'ai commencé d'abord par unir le quinquina au lichen d'Islande dans la tisane de quelques
malades, et cela n'a pas nui, comme les idées régnantes,
et dont j'étais imbu, me le faisaient craindre; il m'a
paru, au contraire, qu'un soulagement en avait été l'effet. Ce premier pas fait, j'ai remplacé les fécules et le
laitage, qui faisaient la base exclusive de la nourriture
de mes phthisiques, par des viandes rôties ou grillées,
du bouillon gras et du vin étendu d'eau; et loin d'en
éprouver de mauvais effets, une amélioration sensible
en a été la suite. Enhardi par ces premiers résultats,
j'ai administré l'iode à l'intérieur et en bains, en raison
de son utilité contre les scrofules, et parce que j'avais été
frappé, comme M. Baudelocque, de la promptitude avec
laquelle disparaissait la toux inquiétante des scrofuleux
soumis à son action. J'ai prescrit le chlorure d'oxide de
sodium à la dose de deux gros par jour dans les tisanes,
parce que j'avais lu qu'on en retirait par fois de bons effets dans les scrofules; enfin, j'ai essayé le suc de cresson et le sirop antiscorbutique. Sous l'influence de cette

médication, secondée par le traitement local ordinaire de la phthisie, je crois bien fermement avoir enrayé la marche de la maladie chez deux sujets qui toussaient depuis longtemps, qui avaient craché plusieurs fois un peu de sang, qui avaient de la fièvre, de l'oppression, des redoublements vers le soir, des sueurs nocturnes, et amaigris déjà d'une manière notable. Les accidents n'ont pas reparu depuis dix-huit mois pour l'un, et depuis à peu près un an pour l'autre. » (*Dict. de méd. et de chir. prat.*, art. *Phthis.*, XIII, p. 47 et suiv.)

Quelles raisons soutenables au grand jour, encore une fois, nous donneraient les partisans de Broussais, en faveur de cette opinion que les tubercules sont le produit d'une inflammation?

II.

La phthisie est due à l'usage des corsets, a-t-on dit aussi.

— Mais les femmes de la campagne ne portent pas ordinairement des corsets, et elles sont sujettes à la phthisie comme celles des villes. Les hommes n'en portent pas ordinairement, et ils y sont sujets comme les femmes. S'expliquerait-on, d'après cette idée, aucun des faits dont nous avons parlé?

III.

Lors même qu'il serait prouvé que les tubercules pulmonaires dépendent de la même cause que les scrofules, il ne s'ensuivrait pas qu'on les guérit *toujours*. Les auteurs exagèrent quand ils disent qu'on guérit toujours les écrouelles pourvu que les malades soient placés sous l'influence de conditions hygiéniques favorables.

— Et, quand ils exagéreraient, quand il serait vrai qu'on échoue quelquefois; lors même aussi qu'on parviendrait, à l'aide de subtilités, à établir quelque légère différence entre les tubercules pulmonaires et les tubercules du cou (ce que nous ne croyons pas), s'ensuivrait-il (la guérison des scrofules étant presque constante sous l'influence d'un régime tonique, la différence entre les tubercules intérieurs et extérieurs étant presque impossible à établir, et la mort survenant *toujours* chez les phthisiques à la suite du traitement par les débilitants), qu'on dût traiter ces derniers malades par ce qui favorise le plus le développement des tubercules extérieurs !

OBJECTIONS

Relatives à quelques-unes de nos autres assertions.

I.

En donnant trop de bonne heure aux en-

fants d'autres aliments que le lait, on les dis-
pose au carreau.

— En les nourrissant avec des fécules, on
fait développer, en effet, cet engorgement des
glandes du bas-ventre, plutôt encore qu'en ne
donnant que du lait; mais en les nourrissant
de substances animales, jamais; ces glandes ne
s'engorgent pas plus que celles du cou.

II.

On détermine la diarrhée :

— Si on gorge les enfants de manière à produire des indigestions, le fait est incontestable;
mais si on agit avec précaution, *jamais non
plus*. S'ils ont, au contraire, la diarrhée ou sont,
tourmentés par une constipation habituelle, les
selles se régularisent; s'ils ont des acides dans
les premières voies, cet accident se dissipe; s'ils
sont très-mobiles et très-nerveux, prêts à entrer en convulsions au moindre bruit, ils deviennent plus calmes, les aliments agissant sur
nous, comme l'ont dit quelques auteurs, non-
seulement en fournissant au corps des éléments
réparateurs, mais encore par leur masse, par
leur volume, en le lestant : ils acquièrent des
muscles, ils deviennent plus forts dans un espace de temps donné, ainsi que l'observe Gardien dans son *Traité des maladies des enfants*.

III.

Les mamelles n'ont pas été données aux femmes pour ne pas allaiter les enfants. « De grâce, Manlia, permettez que votre fille soit entièrement la mère de son enfant : c'est un partage odieux et maudit par la nature, ce n'est qu'une demi-maternité que de donner le jour à un être innocent et de le rejeter ensuite loin de soi ; cet être informe que vous avez nourri du plus pur de votre sang lorsque il était encore renfermé dans vos flancs, quelle inconséquence funeste de lui refuser votre sein, maintenant qu'il est sous vos yeux, maintenant que ses caresses et ses cris réclament la tendresse et les droits inviolables de la maternité ! Croyez-vous, Manlia, que ces globes séduisants qui parent votre sexe aient été arrondis par la main des grâces pour servir d'ornement seulement ? ne savez-vous pas que la nature les a placés pour nourrir les nouveau-nés ? »

— Mais nous ne proposons pas d'élever les enfants sans lait ; nous ne disons pas que les femmes ne doivent pas les allaiter ; nous soutenons, au contraire, qu'il est très-utile qu'elles leur donnent leur lait, que les enfants s'en trouveront bien, et que les femmes éviteront ainsi la fièvre de lait qui survient après l'accouchement ; que les seins ne se gonflant plus extraordinairement dès le moment où le nouveau-né y prend sa nourriture, elles les conserveront beaucoup mieux qu'en n'allaitant pas. Nous prétendons seulement qu'elles ne doivent pas les nourrir longtemps avec leur lait seul, qu'elles ne peuvent pas le faire sans compromettre leur santé ; qu'écrire contre elles des phrases telles que celles-ci, parce qu'elles confient quelquefois ces jeunes êtres à une nourrice : « Non, jamais les baleines, les lionnes et les panthères n'ont refusé leurs mamelles à leurs petits ; cela est réservé à la femme, non pas à la femme pauvre et excusable dans sa misère, celle-là n'est pas si denaturée ; mais à la femme riche, entourée de toutes les faveurs, de tous les biens de la vie ; périsse son fils, pourvu qu'elle jouisse de ses plaisirs ; qu'importe ? c'est à des paysans qu'appartiennent ces soins vulgaires de la maternité. Une grande dame a bien d'autres occupations ! (*Dict. des Sc. méd.*, t. XII, art. *Enfant*) est absurde ; que ce n'est que parce que on rend aux femmes le devoir d'allaiter trop pénible, qu'on les met dans la nécessité de sacrifier leur beauté, leur santé, et avec elles trop souvent l'amour de leur mari, ou de se séparer des enfants, qu'elles se décident à faire ce dernier sacrifice : de deux maux, choisissant celui qui leur paraît le moindre.

IV.

Ce n'est que parce que les filles reçoivent une mauvaise éducation physique qu'elles sont incapables de nourrir les enfants.

— Mais en donnant aux femmes cette éducation mâle dont on parle tant, leur donnerait-on réellement plus de lait ou des muscles plus prononcés? L'observation de tous les jours prouve que les femmes qui se rapprochent le plus de l'homme par leur constitution sont précisément celles qui ont le moins de lait. A Sparte, où les femmes demeuraient dans les gymnases jusqu'à vingt ans, elles avaient, selon Plutarque, un art particulier pour préparer la nourriture à leurs enfants, et c'est pour cela que les étrangers envoyaient chercher des nourrices à Lacédémone. On ferait perdre aux femmes toutes leurs grâces en les élevant ainsi, voilà tout ce qu'on obtiendrait.

V.

La manière de nourrir les enfants dont parle Buffon, et qui permet de leur donner des aliments substantiels aussi de bonne heure qu'on le désire, *est dégoûtante.*

Mais pour qui? pour l'enfant. — Buffon a déjà répondu.

Pour la mère? — Je laisse répondre Plutarque par la voix d'Amyot :

« Il n'y a rien si imparfait, si indigent de toutes choses, si nud, si difforme, ni si ord et salle à voir, que l'homme, qui le verroit au sortir du ventre de sa mère, à la naissance, attendu qu'il est seul presque à qui la nature n'a pas seulement concédé une pure et nette entrée en la lumière de cette vie; car il y entre tout souillé de sang, plein de toute ordure, ressemblant plus tost à une créature récentement massacrée et écorchée que nouvellement née. Il n'y a personne qui le peust toucher, recueillir, caresser, ni embrasser, sinon celle qui par nature l'aime. — Et pourtant nature a fait descendre à bas, soubz le ventre, les tettes de tous les autres animaux, mais à la femme elle les a attachées à la poitrine, en assiette propre pour pouvoir baiser, embrasser et caresser son enfant en l'allaitant, voulant par là nous donner à entendre, que l'enfanter, nourrir et élever, n'ont pas pour leur but aucune utilité, mais la charité et la dilection, et qu'il soit ainsy, proposez-vous en votre entendement les femmes du temps passé, qui premières conçurent, enfantèrent, et voirent un enfant venant de naître sur la terre : il n'y avoit point encore de loy qui leur recommandast de nourrir leurs petits, ni aucune espérance de plaisir réciproque, ou prest de nourriture, que les petits leur dussent rendre et rembourser un jour à l'advenir; plus tost, dirois-je, qu'elles devroyent avoir été rudes à leurs enfants, pour la subvenance fresche de tant de maulx, tant de périls et de travaulx qu'elles auroyent endurées à cause d'eulx. Et, néanmoins, l'amour et la charité naturelle la plie et la meine tellement, qu'estant encore toute échauffée de la douleur et toute tremblante de l'angoisse de son travail, elle n'abandonne pas son enfant, ny ne le refuit pas, ains se retourne vers luy, luy rit, le recueille et l'embrasse, sans qu'elle en reçoipve auscun plaisir ni auscune utilité : ainsi le recueillant en peine et en labeur, l'enveloppe de langes et de petits drapeaux pour le tenir chaudement, n'estant pas plus tost sortie du labeur du jour qu'elle entre en celui de la nuict (*sortie d'une peine qu'elle entre dans une autre*); et de tous ces travaulx-là quel loyer, ne quel prouffit en recepvoyent-elles ces femmes-là des temps jadis, non plus que celles du présent, attendu que les espérances en sont si longues et si incertaines ! » (PLUTARQUE, *OEuvres morales*, t. II, p. 30, tr. d'Amyot.)

VI.

— Il n'est pas naturel de donner des aliments solides à un être qui n'a pas des dents.

— Est-il plus naturel de croire que sur dix femmes, il n'y en a pas une qui ait un lait propre à nourrir le nouveau-né ; de voir un médecin explorer le sein de dix nourrices pour décider la question en plaçant une goutte de lait sur l'ongle ?

VII.

Ce sont les passions des femmes qui sont cause de cette mortalité effrayante d'enfants dans le premier âge. Voyez cette mégère qui, après s'être livrée aux plus violents transports de colère, va offrir son lait à l'enfant ; comment voulez-vous que cet infortuné n'éprouve pas des convulsions après l'avoir pris, n'en soit pas dérangé ? Voyez cette autre, répandant au loin l'odeur du vin et de l'eau-de-vie ; comment voulez-vous que le nourrisson ne souffre pas de son intempérance ? Voyez cette troisième, sortant du bal et encore tout en sueur, tout émue, présenter le sein à l'enfant ; comment voulez-vous que cette faible créature se trouve bien d'un pareil liquide ? l'allaitement par les animaux présenterait, sous ce rapport, un avantage incontestable sur celui des femmes. (Voy. *Dictionnaire des sciences médicales*, art. cité, t. XII.)

— N'est-ce pas se moquer des lecteurs que de leur donner des raisons semblables ? Sans

nier que les causes ci-dessus puissent faire périr quelques enfants, nous fera-t-on jamais
croire que les enfants doivent être plutôt nourris par un animal que par leur mère? Quel résultat a-t-on obtenu quand on a voulu essayer
ce moyen dans les hospices d'enfants-trouvés?
n'a-t-on pas été obligé d'en revenir à confier
de nouveau ces infortunés aux femmes de la
campagne qui voulaient bien s'en charger?

VIII.

Les chimistes ont décidé que les fécules nourrissent beaucoup mieux que la viande. Un chi-
miste et un médecin célèbres, consultés en 1818
par le ministre de la guerre, ont établi dans
leur rapport, que 1° le pain ordinaire nouvellement cuit contient le 5° de son poids d'humidité, c'est-à-dire que 100 livres de pain renferment 80 livres de matière nourrissante;
2° que les haricots, les fèves de marais, les pois,
les lentilles secs, ne perdant rien par la dessic-
cation, et étant contenus dans une enveloppe
peu épaisse, on peut estimer que les haricots
recèlent 92 de matière nourrissante sur 100,
les fèves 89, les pois 93, et les lentilles 94;
3° que la viande contenant les deux tiers de son
poids d'humidité, 100 livres de viande ne renferment *que* 34 *livres* de matière nourrissante.

— A qui persuadera-t-on qu'un homme mangeant une livre de viande de mouton et un quart de pain le matin, une livre de bœuf le soir et un quart de pain, ne sera pas mieux nourri, plus fort, plus vigoureux que celui qui déjeunera avec une demi-livre de fèves et qui ne soupera qu'avec une demi-livre du même légume, de pois ou de lentilles? — Lors même que cela serait vrai (hypothèse absurde), pourquoi, puisque les maladies vermineuses sont communes chez tous les individus qui se nourrissent ainsi uniquement de végétaux, que les maladies tuberculeuses sont communes chez ces mêmes individus, que beaucoup d'enfants périssent de maladies vermineuses et tuberculeuses, que les animaux carnivores ne sont sujets ni aux vers ni aux maladies tuberculeuses, et que la nourriture animale est celle de presque tous les jeunes sujets, vouloir nourrir les enfants de ce qui produit des vers et des tubercules, des aliments au moins sous l'influence desquels ils se développent ordinairement?

IX.

« L'homme est dans l'ordre naturel de la famille des singes (*Antropomorpha* de Linné) ; comme eux, il naît frugivore ; il a le même nombre de dents antérieures ; il manifeste les

mêmes appétits innés ; nu et originaire comme
eux des régions chaudes des tropiques, sa première habitation fut sous l'ombrage des pal-
miers, des arbres à fruits ; les enfants se nourrissent, s'élèvent encore presque d'eux seuls
dans l'Inde orientale ; ils quittent le sein ma-
ternel pour les dattes, les figues et autres doux
fruits qui tombent mûrs à leurs pieds. Voilà l'é-
tat d'innocence et celui de la santé et du bon-
heur. » (*Dict. des Sc. méd.*, t. XII, art. cité.)

— « Dans le premier âge, aux siècles d'or,
dit Buffon sur le même sujet, l'homme, innocent comme la colombe, mangeait du gland,
buvait de l'eau ; trouvant partout sa subsistance,
il était sans inquiétude, vivait indépendant,
toujours en paix avec lui-même, avec les animaux ; mais dès qu'oubliant sa noblesse il sa-
crifia sa liberté pour se réunir aux autres, la
guerre, l'âge de fer prirent la place de l'or
et de la paix ; la cruauté, le goût de la chair et
du sang furent les premiers fruits d'une nature
dépravée que les mœurs et les arts achevèrent
de corrompre. — Voilà ce que dans tous les
temps certains philosophes austères, sauvages
par tempérament, ont reproché à l'homme en
société. — Cet état idéal d'innocence, de haute
tempérance, d'abstinence entière de chair, de
tranquillité parfaite, de paix profonde, a-t-il jamais existé ? — Examinant quels sont les ap-

pétits, quel est le goût de nos sauvages, nous trouvons qu'aucun ne vit uniquement de fruits, d'herbes ou de graines, que tous préfèrent la chair et le poisson aux autres aliments, que l'eau pure leur déplaît, et qu'ils cherchent les moyens de se faire eux-mêmes ou de se procurer, d'ailleurs, une boisson moins insipide. Les sauvages du Midi boivent l'eau du palmier; ceux du Nord avalent à longs traits l'huile dégoûtante de la baleine ; d'autres font des boissons fermentées, et tous, en général, ont le goût le plus décidé, la passion la plus vive pour les liqueurs fortes. Leur industrie, dictée par les besoins de première nécessité, excitée par leurs appétits naturels, se réduit à faire des instruments pour la chasse ou pour la pêche. Un arc, des flèches, une massue, des filets, des canots, voilà le sublime de leurs arts , qui tous n'ont pour objet que les moyens de se procurer une subsistance convenable à leur goût; et ce qui convient à leur goût convient à la nature; car, comme nous l'avons dit, l'homme ne pourrait pas se nourrir d'herbe seule, il périrait d'inanition s'il ne prenait des aliments plus substantiels ; n'ayant qu'un estomac et des intestints courts, il ne peut pas, comme le bœuf, qui a quatre estomacs et des boyaux très-longs, prendre à la fois un grand volume de cette maigre nourriture , ce qui serait cependant abso—

lument nécessaire pour compenser la qualité par la quantité. Il en est à peu près de même des fruits et des graines : elles ne lui suffiraient pas, il en faudrait encore un trop grand volume pour fournir la quantité de molécules organiques nécessaire à la nutrition ; et quoique le pain soit fait de ce qu'il y a de plus pur dans le blé, que le blé même et nos autres graines et légumes, ayant été perfectionnés par l'art, soient plus substantiels et plus nourrissants que les graines qui n'ont que leurs qualités naturelles, l'homme, réduit au pain et aux légumes pour toute nourriture, traînerait à peine une vie faible et languissante. Voyez ces pieux solitaires qui s'abstiennent de tout ce qui a eu vie, qui, par de saints motifs, renoncent aux dons du Créateur, se privent de la parole, fuient la société, s'enferment dans des murs sacrés contre lesquels se brise la nature ; confinés dans ces asiles, ou plutôt dans ces tombeaux vivants, où l'on ne respire que la mort, le visage mortifié, les yeux éteints, ils jettent autour d'eux des regards languissants, leur vie semble ne se soutenir que par efforts ; ils prennent leur nourriture sans que le besoin cesse : quoique soutenus par leur ferveur (car l'état de la tête fait à celui du corps), ils ne résistent que pendant peu d'années à cette abstinence cruelle ; ils vivent moins qu'ils ne meurent chaque jour

par une mort anticipée, et ne s'éteignent pas
en finissant de vivre, mais en achevant de mourir. — Ainsi, l'abstinence de toute chair, loin
de convenir à la nature, ne peut que la détruire : si l'homme y était réduit, il ne pourrait, du moins dans nos climats, ni subsister,
ni se multiplier. Peut-être cette diète serait
possible dans nos climats méridionaux, où les
fruits sont plus cuits, les plantes plus substan-
tielles, les racines plus succulentes, les graines
plus nourries ; cependant, les brachmanes sont
plutôt une secte qu'un peuple, et leur religion,
quoique très-ancienne, ne s'est guère étendue
au-delà de leurs écoles, et jamais au-delà de
leur climat. — L'abstinence entière de chair ne
peut qu'affaiblir la nature. L'homme, pour se
bien porter, a non-seulement besoin d'user de
cette nourriture solide, mais même de la varier s'il veut acquérir une vigueur complète.
— Il ne faut pas conclure que les animaux qui
ne vivent que d'herbes soient, par nécessité
physique, réduits à cette seule nourriture,
comme les animaux carnassiers sont, par cette
même nécessité, forcés de se nourrir de chair ;
nous dirons seulement que ceux qui ont plusieurs estomacs ou des boyaux très-amples,
peuvent se passer de cet aliment substantiel et
nécessaire aux autres ; mais nous ne dirons pas
qu'ils ne puissent en user, et que si la nature

leur eût donné des armes, non-seulement pour
se défendre, mais pour attaquer et pour saisir,
ils n'en eussent fait usage et ne se fussent bientôt accoutumés à la chair et au sang, puisque
nous voyons que les moutons, les veaux, les
chèvres, les chevaux, mangent avidement le
lait, les œufs, qui sont des nourritures animales, et que, sans être aidés de l'habitude, ils
ne refusent pas la viande hachée et assaisonnée
de sel. On pourrait donc dire que le goût pour
la chair et pour les autres nourritures solides
est l'appétit général de tous les animaux. —
Presque tous les oiseaux qui paraissent ne vivre
que de graines, ont néanmoins été nourris dans
le premier âge par leurs pères et mères avec des
insectes.

— *De quel côté est la raison?*

X.

Tous les médecins anciens ont recommandé
de manger peu pour se bien porter, d'être très-
sobre, et dans les maladies ont eu beaucoup
recours aux purgatifs, aux vomitifs, aux lavements, aux saignées. Aujourd'hui même un
grand nombre de médecins purgent, font vomir, etc., presque tous les malades qui se présentent chez eux, et tout le monde connaît ce
vieux axiome : *Plus hausit gula quàm gladius.*

— Lors même que les médecins auraient insisté beaucoup sur les évacuants quand les hommes mangeaient habituellement de grands quartiers de bœuf en un repas, comme les héros d'Homère; qu'ils faisaient servir sur la table plusieurs sangliers à la fois, comme en introduisit l'usage à Rome Publius Servilius, Rullus, père de Rullus, qui, sous le consulat de Cicéron, publia la loi agraire, et qu'ils mangeaient tout cela en un repas, suivant Pline : *Bini ternique pariter manduntur apri.* (Liv. 8, t. III, p. 531, in-4°); lors même que ces paroles : *Plus hausit gula quam gladius* — l'excès dans le boire et le manger ont fait périr plus d'hommes que l'épée — auraient été vraies à cette époque où l'on sortait habituellement de la salle à manger pour se faire vomir, et où l'on rentrait dans la salle du festin pour manger de nouveau ; lors même qu'aujourd'hui quelques médecins peu instruits agiraient comme les médecins de Molière, en quoi cela prouverait-il que les enfants ayant besoin de manger, non-seulement pour vivre, mais encore pour croître, leur accroissement étant d'autant plus rapide qu'ils sont plus jeunes, tous les jeunes animaux étant fortement nourris par leurs père et mère qui portent le ravage dans tous les environs dès que les petits sont nés, on doit nourrir les enfants de lait coupé, de panades, de ce qu'il y a de moins nourrissant, le tiers de ces enfants périssant avant trois ans, les autres restant couverts de croûtes, atteints d'ophthalmies, scrofuleux, bossus, nerveux, épileptiques, etc. (comme les scrofules, la phthisie et le rachitisme, l'épilepsie est une maladie de l'enfance à proprement parler).

XI.

Il faudrait voir s'éteindre une génération entière pour décider si on préviendrait par le régime animal la tuberculisation.

— Et comment serait-il nécessaire de voir s'éteindre une génération entière pour décider cette question, si dans l'état actuel des choses, sur cent trente-trois enfants qui meurent après la seconde année, on trouve des tubercules sur cent seize, comme le dit M. Boudet, ou sur la moitié seulement si on veut, et que parmi le même nombre de morts pris dans les rangs des enfants nourris avec des substances animales, *on n'en trouve pas*. Si sur un grand nombre d'animaux nourris les uns avec les aliments qu'on donne ordinairement aux enfants, les autres principalement de viande, on ne trouvait des tubercules que sur ceux qui ont été nourris avec des végétaux ? si le fait que les glandes extérieures ne se tuberculisent jamais chez les enfants nourris de viande, peut être constaté tous les jours par l'homme le plus étranger à l'art, comme par le médecin, ainsi que nous offrons de le prouver sous telle condition qu'on voudra? — il faudrait tout simplement élever dans un hôpital, pendant un certain temps, quelques enfants avec des substances animales, et examiner si ces enfants n'acquièrent pas de bonne heure du sang, des muscles, s'ils ne se débarrassent pas peu à peu des fluides blancs qui les surchargeaient au moment de la naissance, si leurs os ne se consolident pas bien, si leurs glandes ne diminuent pas de volume au lieu de s'engorger davantage comme chez la plupart des autres enfants; si parmi ceux qui succomberaient on trouverait des tubercules dans les poumons. Pour décider positivement si le germe des tubercules n'étant pas contracté dans l'enfance, on ne peut pas devenir phthisique plus tard, il faudrait, il est vrai, beaucoup de temps; mais puisqu'il est démontré jusqu'à l'évidence maintenant, déjà par l'ouverture des corps, que cela arrive au moins bien rarement, pas peut être une fois sur mille, ni sur dix mille, qu'importerait, en quelque sorte, la solution de cette question, en comparaison de la solution de la première?

XII.

La médecine ne serait que l'empirisme si on

apprenait à prévenir et à guérir ainsi ces maladies.

—Et quelles maladies a-t-on appris à guérir ou à prévenir autrement que par hasard ou par l'observation, depuis deux mille ans? Comment a-t-on appris à guérir les fièvres intermittentes, la syphilis, à prévenir la petite vérole? Quel est le médecin d'un jugement un peu sain qui ne répète pas aujourd'hui avec Voltaire : Les savants, pour éclairer notre ignorance, nous disent qu'il faut faire des systèmes, qu'à la fin nous trouverons le secret; mais nous avons tant cherché sans rien trouver qu'à la fin on se dégoûte. C'est la philosophie paresseuse; non, c'est le repos raisonnable de gens qui ont couru en vain ; — ou avec un médecin italien : *Medicina tota est in observationibus?*

XIII.

Les idées émises dans tout le cours de ce travail sont trop étranges pour être vraies.

— Et en quoi est-il étrange que nous disions que puisque une femme ne peut satisfaire son enfant uniquement avec son lait sans compromettre sa santé, il est plus naturel qu'elle lui fasse partager sa nourriture que d'aller trouver un médecin pour lui faire examiner si son lait est bon ; — que puisque lorsque nous voulons avoir des animaux robustes il faut les bien nourrir dès leur bas âge, il faudrait aussi *bien nourrir les enfants ;* — que puisque dans les Pyrénées, où les adultes sont nourris comme les enfants parmi nous, on observe chez tous les adultes la même constitution et les mêmes maladies que parmi les enfants, ainsi que nous sommes allés nous en convaincre, *il ne faudrait pas élever les enfants comme nous les élevons ;* — que puisque les phthisiques sont des personnes maigres, ayant peu de sang, très-sobres presque toujours, des artistes, des gens de lettres, et qu'ils meurent tous traités par les saignées et la nourriture la moins réparatrice, *il faudrait les traiter par ce qui donne du sang et des muscles,* et non les saigner et les faire vivre de fécule et de lait !

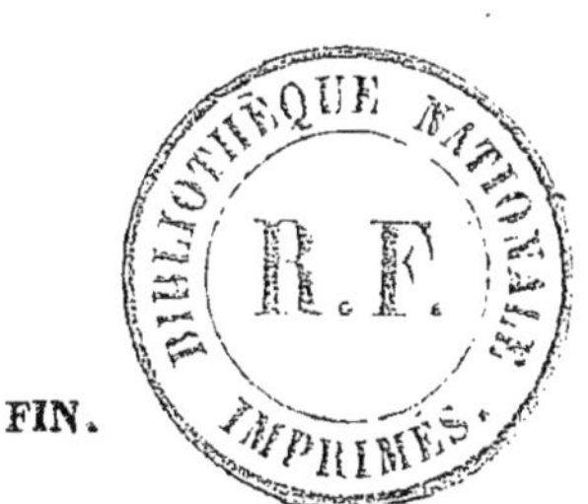

FIN.